Der andere Blick

Herausgegeben von Walter Pöldinger

Kunsttherapie bei neurotisch Depressiven

Wolfgang Müller-Thalheim

Arcis Verlag

Die Deutsche Bibliothek – CIP-Einheitsaufnahme

Müller-Thalheim, Wolfgang:
Kunsttherapie bei neurotisch Depressiven / Wolfgang Müller-Thalheim. – München : Arcis-Verl., 1991
(Der andere Blick)
ISBN 3-89075-041-9

Herausgeber der Reihe »Der andere Blick«: Prof. Dr. Walter Pöldinger
Redaktion: Gabriele Lindlar
Gestaltung: partner-med Werbeagentur
Gesamtherstellung: Ziele Druck GmbH, 8016 Feldkirchen
ISBN: 3-89075-041-9

Inhalt

Vorwort 5

Kunsttherapie bei neurotisch Depressiven 7

Das Klima, in dem die Neurosen gedeihen 12

Über die Psychodynamik der Neurose 14

Ambivalenz 17

»Wo Über-Ich war, soll Ich werden« 19

Abwehr 26

Das strenge Über-Ich 32

»Ich bin schuldig, weil ich auf der Welt bin« 35

Ausagieren neurotischer Bedürfnisse 37

Zeige Deine Wunden... 52

Grundsätzliches zur Kunsttherapie 56

»Alle Künstler sind Neurotiker...« 59

Zur Technik der Kunsttherapie 68

Einüben psychosozialer Werte 74

Kasuistik 78

Gegensteuern! 91

Fachwörterverzeichnis 92

Literatur 94

Vorwort

Kunst und Krankheit, insbesondere die psychischen Krankheiten, haben – auch wenn dies auf den ersten Blick befremden mag – einen gemeinsamen Ursprung: Sie sind beide schöpferischer Ausdruck der so vielgestaltigen menschlichen Seele.

Seit Hans Prinzhorns »Bildnerei der Geisteskranken« aus dem Jahre 1922 erfährt diese Affinität zwischen Psychiatrie und Kunst immer wieder große Aufmerksamkeit. In den letzten 20 Jahren wurde diese besonders auf die Bedeutung der Kunst für die Therapie psychischer Krankheiten gelenkt. Kann die Malerei, Bildhauerei oder die schriftstellerische Arbeit, eingebunden in den psychotherapeutischen Prozeß, hier auf Dauer eine heilende Wirkung entfalten?

Wolfgang Müller-Thalheims neues Buch »Kunsttherapie bei neurotisch Depressiven« basiert auf seiner langjährigen Erfahrung mit der Integration gestalterischer Fähigkeiten in der Psychotherapie. Er bezieht dabei nicht nur die schöpferische bildnerische oder schriftstellerische Produktion des Klienten mit ein, sondern durchaus auch Werke und Texte bedeutender Künstler. Das vorliegende Buch schildert auf beeindruckende Weise, in welchen Prozessen die schöpferischen Werke seiner Patienten die gesundheitserhaltenden Teile der Persönlichkeit wieder hervorgebracht und auf Dauer gestärkt haben. »Zu den mächtigsten Kräften des Individuums zählen jene, die die Erhaltung und Ausgeglichenheit der psychischen Funktionen bezwecken«, das ist die Grundüberzeugung von Müller-Thalheim. Wenn es den Klienten gelingt, ihre inneren Bilder zur Darstellung zu bringen, gelangen die verdrängten Denkinhalte zu Bewußtsein und werden im kreativen Einverleibungsprozeß ihres Schreckens beraubt. Die Affektlage kann sich stabilisieren. Im Zustand psychischer Erkrankung ist die schöpferische Erregung oft explosionsartig gesteigert, so daß der Therapeut hier an einen innerseelischen Selbstregulationsprozeß anknüpfen kann, der auf ursprüngliche persönlichkeits- und kulturbildende Kräfte des Menschen zurückverweist.

Die Reihe »Der andere Blick« setzt sich mit allen Formen der Kreativität auseinander, lenkt das Augenmerk auf die im Menschen tief verwurzelten selbstheilenden Kräfte und betrachtet so das Phänomen »Krankheit« mit einem »anderen Blick«. Auf welchen Wegen, mit welchen Methoden können Kunst und Kultur in die Therapie einbezogen, wie können ihre heilenden Kräfte genutzt werden? Erfahrungen und Impulse, wissenschaftliche Annäherungen zu diesem Thema finden hier ihren Platz.

Wolfgang Müller-Thalheim stellt mit seinem Buch einen lesenswerten und eindrucksvollen Anfang dar.

Walter Pöldinger

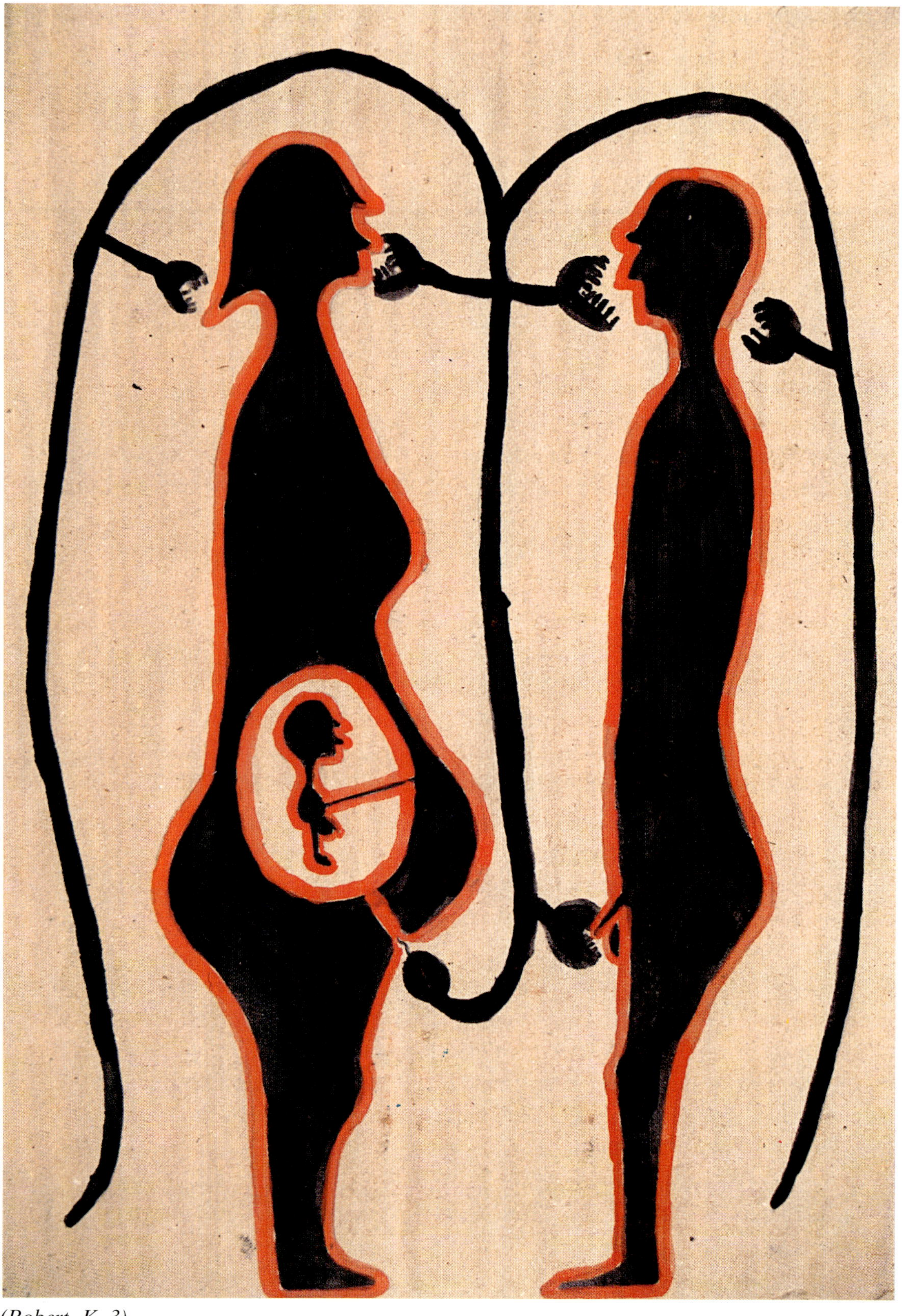

(Robert, K. 3)

Kunsttherapie bei neurotisch Depressiven

Viele neurotische Patienten kommen mit der Erwartungshaltung: »Heilen Sie mich!« – Diese Einstellung zeigt eine Verkennung der innerseelischen Dynamik. Der Therapeut kann nur Situationen herbeiführen, in denen oder durch die sich der Leidende selbst zu heilen vermag. Der Patient muß neue Denk- und Erlebnisfähigkeiten entwickeln, allmählich schädliche Gewohnheiten abbauen und mit der Zeit möglichst ganz darauf verzichten.
Eines der wesentlichen Hindernisse ist dabei die Angst vor *Veränderungen*, vor der Preisgabe von (vermeintlicher) Lebensqualität ohne Entschädigung oder Ersatz. Der Klient kann sich im Stadium der depressiven Verstimmung nicht recht vorstellen, daß er selbst den wichtigsten Teil der Therapie zu leisten hat und auch dazu imstande ist.

Das Vollbild einer depressiven Neurose ist eine schwere Belastung, darüber kann kein Zweifel bestehen. Immer wieder ziehen solche Patienten die Selbsttötung in Betracht, um Mißerfolgen und einem Leben in Angst, Depression und Verzweiflung auszuweichen.
Fast immer wird ihnen von ihren Mitmenschen gesagt, es könne doch nicht so schwer sein, sich zusammenzunehmen. Sie erhalten von allen Seiten zum Teil widersprüchliche Ratschläge. Da sie nicht imstande sind, die Empfehlungen zu beurteilen, wird die innere Unsicherheit – ein heikler Punkt – direkt getroffen, was ihr Leiden verstärkt. Die Folge sind Selbstvorwürfe und das verzweifelte Bemühen, eine Lösung zu finden. Am vorläufigen Ende stehen Verwirrung, Resignation und ein Sichverkriechen.

Die Häufigkeit und weltweite Zunahme der psychogenen Depressionen ist Anlaß, um sich noch intensiver um deren effektive Behandlung zu bemühen. Optimale Therapie muß nicht nur wirksam, sondern auch durchführbar und ökonomisch sein.

Der Leidende und sein Therapeut bedürfen einer ziemlich realistischen Grundhaltung ohne hochgespannte Erwartungen von rasch erreichbarem Erfolg. Erfahrungsgemäß halten die schnell erzielten »Aha-Erlebnisse« und spontanen Einsichten nicht lange an, wie überhaupt die Zielsetzung einer »kompletten Änderung der Persönlichkeit fast als Kunstfehler« zu betrachten wäre (23). Ein nervöser, empfindsamer Mensch mit einer Neigung zu Depressivität und Gekränktsein wird seinen konstitutionellen Reaktionstypus nicht ändern. Es ist gut zu wissen, daß sich die meisten Menschen einen völligen Wandel ihrer

Denk- und Erlebnisgewohnheiten gar nicht wünschen. Sie sind mit ihrer Persönlichkeit einigermaßen zufrieden und vor allem *vertraut*. Oft hört der Therapeut den Wunsch, er solle lediglich dieses oder jenes Symptom »abstellen« oder »wegbringen«.

> *»Jede Psychotherapiemethode, die angewendet wird um ein bestimmtes Symptom, eine unerwünschte Empfindung oder Verhaltensweise auf Dauer zu vertreiben, wird vermutlich über kurz oder lang scheitern.«*
>
> BUTOLLO (17)

Unter den heute so zahlreich angebotenen psychotherapeutischen Richtungen und Schulen nimmt die *Kunsttherapie* eine besondere Stellung ein. Sie läßt sich in kein starres Schema einordnen, worauf im einzelnen noch eingegangen wird. Vor allem im europäischen Raum werden aus der Position der traditionellen Wissenschaften Einwände erhoben wegen der in Zahlen nicht ausdrückbaren Validisierung. In den USA wurde die Kunsttherapie hingegen bereits 1936 von Lauretta BENDER in die Klinik eingeführt. Sie wurde angeregt durch den Hinweis auf die Bedeutung der Kinderzeichnung als Zugang zur Psyche des Kindes in dem 1929 erschienenen Buch über Kinderpsychotherapie von Anna FREUD.

Die Bezeichnung »Kunsttherapie« – sprachlich nicht sehr glücklich, aber doch schon eingebürgert – wird synonym gebraucht mit »Kunstpsychotherapie«, »Gestaltungstherapie« oder auch »Kreativtherapie«. Sie versteht sich als eigenständiger Ansatz, bildnerisch, gestaltend sowie in weitgefaßtem Sinn kreativ und künstlerisch in die Persönlichkeitsdynamik einzugreifen, zu entlasten, zu mobilisieren und zu verarbeiten.

Voraussetzung für dieses Unterfangen und den erwünschten Erfolg ist ein therapeutisches Konzept. Der Therapeut muß wissen, wen und was er vor sich hat, welche Seiten und Reaktionsmuster berührt und »*welche* Geister *womit* geweckt werden«. In vielen Ländern gibt es inzwischen Ausbildungsstätten für Kunsttherapie und in einigen auch gesetzliche Regelungen für die Lehre und die Ausübung dieses Berufes.

Kunsttherapie zielt auf eine Verbesserung der psychischen und psychosomatischen Befindlichkeit der Leidenden, nicht primär auf das Hervorbringen von künstlerisch wertvollen Produkten. Der Weg führt zu den verschiedensten heterogenen Ansatzpunkten, Aufdecken von Unbewußtem, Katharsis, Realitätsüberprüfung, Reflexion von Konflikten und dem Individuationsprozeß im weitesten Sinne.

Der Behandlungsverlauf einer depressiven neurotischen Störung ist lang. Zu Beginn des »therapeutischen Bündnisses« sind weder die Kooperationsbereitschaft noch die Ausdauer des Klienten vorhersehbar. Die Aufgabe für den Patienten ist enorm: sein Ich soll die Triebansprüche und die Realitätsanforderungen der Außenwelt mit den erlernten moralischen Normen koordinieren. Wenn ein entsprechender Leidensdruck des Patienten fehlt, könnte der Therapeut in die Rolle des bloßen »Animateurs« geraten. Und zwar vor allem, wenn gravierende Verhaltensstörungen vorliegen, die aber vom Betroffenen und seiner Umgebung als ein so großer Makel empfunden werden, daß sie verdrängt oder dissimuliert werden.

> *»Ich halte die aus den Vereinigten Staaten stammende Ansicht, daß alle seelischen Störungen heilbar sind, wenn man nur Geld genug hat, um den besten und teuersten Psychotherapeuten zu bezahlen, für naiv. Für gefährlich naiv, weil sie dem Patienten eine Hoffnung einflößt, die sich unweigerlich als falsch herausstellen muß und dann erst zu wirklich schweren seelischen Störungen führen kann.«*
>
> BORNEMAN (14)

Hier wird ein sozialpolitisches Problem relevant: der berechtigte, wenn auch schwer zu erfüllende Wunsch nach flächendeckender psychotherapeutischer Versorgung. In die nervenärztliche Sprechstunde kommen *alle* Patienten – unselektiert – und sollen einer Behandlung zugeführt werden. Krisenhafte Entwicklungen, wo bereits die nächste, vielleicht noch bedrohlichere Krise vorhersehbar ist, gehören nicht auf eine Warteliste!

Der therapeutische Kontakt soll also einen raschen »Biß« haben und dem Klienten sinnvoll erscheinen. Die Inzidenz depressiver Neurotiker ist groß, ihr Leiden oft schwer und eine Zurückweisung doppelt schwer zu verantworten. Es müssen daher therapeutische Methoden gewählt werden, die einerseits eine effiziente Langzeitbehandlung ermöglichen, andererseits aber hinsichtlich Zeitaufwand und Kosten günstig sind.

Dysthyme Neurotiker kommen meist erst nach gröberen Verhaltensstörungen, reaktiv ausgelösten Alkoholexzessen oder gar Selbsttötungsversuchen, in Behandlung. Sie leben ansonsten mit ihren Schwierigkeiten vor sich hin. Manchmal suchen sie wegen Schmerzzuständen, Magenbeschwerden oder Darmleiden den Somatiker auf. Dort werden die Symptome behandelt, ohne daß nach der Art der Entstehung, nach gestörten Beziehungen in der Umwelt und so gut wie nie nach Schuldgefühlen oder geheimen Ängsten gefragt wird.

Jede menschliche Erfahrung trägt das Potential für die Weiterentwicklung der Persönlichkeit in sich. Nicht alles, was im Leben Leiden schafft, ist gleichbedeutend mit Neurose. Wer aber mit Konflikten nicht fertig wird oder immer nur halbherzig, der lebt auf Glutnestern, die jederzeit aufflackern können. Und wer die Belastungen *tätig* und *realistisch* angeht, überwindet stückweise die in jedem Menschenleben unvermeidbaren Beschädigungen, und es gelingt irgendwie einsichtiger Abstand, der die Probleme kleiner werden läßt. Die ständige Kampfbereitschaft wird überflüssig, die Spannungen klingen ab, es werden Kräfte geschont und nicht zuletzt Depressionen erspart.
In einer solchen bewußt intendierten Reifung kann der Leidenszustand eine verwandelnde Wirkung ausüben und zu einer Steigerung von Lebensgefühl und -willen sowie zu tieferer Bejahung der einmal erfaßten Lebensaufgabe führen. Dabei entwickelt sich dann auch das, was man früher »Herzenstakt« nannte, eine gegenseitige Rücksichtnahme auf Empfindlichkeiten des Mitmenschen, das erlernbare »Denken mit dem Hirn des anderen«, die Fähigkeit zu tröstlichem Zuspruch, überhaupt zu verbesserter emotionaler Kontaktfähigkeit und -bereitschaft, und das Mitgefühl für »Mühselige und Beladene«.

Krankheit ruft nicht nur nach Genesung, sondern ist auch als Gelegenheit zu menschlicher Reifung zu sehen.
Das wäre eine über das medizinisch-humanitäre Denken hinausgehende, eine teleologische Zielrichtung, die gerade im psychotherapeutischen Bereich anklingt.

Diese zwischenmenschlichen Qualitäten hervorzuheben und zu psychosozialem Training zu empfehlen, ist heute zur Sache des »anderen Blicks« geworden. Wir haben diese *charakterlichen* Eigenschaften allesamt ein wenig aus den Augen verloren. Viele Künstler haben sich aber zu ihrer Zeit damit beschäftigt und sie in ihren Werken dokumentiert. Ihr eigenes Betroffensein veranlaßte sie, zu zeigen, wie wertvoll eine solche »Lehre« sei, z.B. Mozart in der »Zauberflöte« und in der »Entführung«, Beethoven, van Gogh in ihren Briefen.
Goethe findet es sogar einfach, psychisch zu heilen. Es seien »dieselben Methoden, wodurch man gesunde Menschen hindere, psychisch zu erkranken« (W. Meister, V.). Man unterstütze ihre Selbständigkeit, man gewöhne sie an gewisse Ordnungen und gebe zu verstehen, daß »das höchste Glück und das größte Unglück nur kleine Abweichungen von dem gewöhnlichen sind«. In manchen Situationen bewahrt die Erinnerung vor depressiven Verstimmungen: »Unglück ist nur, was man dafür hält«.

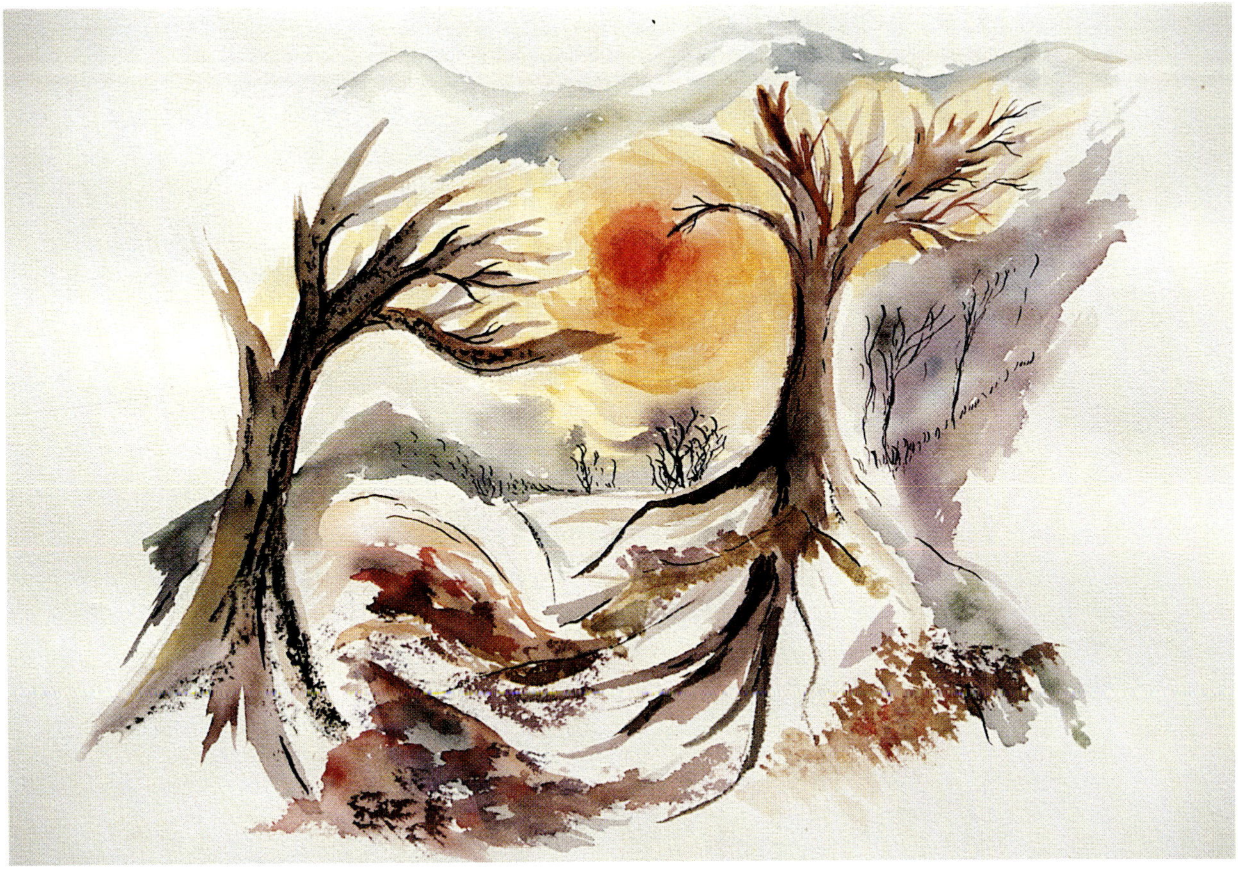

Selbstdarstellung mit dem Lebensgefährten: Die Wurzeln umarmen sich. »Glaube, Hoffnung und Liebe.« (Isolde, K. 2).

Goethes dichterische Empfehlung ist auch in anderer Hinsicht bemerkenswert. Diese Aussage kommt der heute vielfach vertretenen Auffassung sehr nahe, psychische Erkrankungen seien nichts anderes als übersteigerte, überbordende und damit außer Kontrolle geratene Reaktionseigenschaften des sogenannten Normalen. Aus Vorsicht kann Mißtrauen, aus Mißtrauen Verfolgungswahn, aus Sparsamkeit Geiz und aus Geiz Verarmungswahn werden. Ja sogar aus Lebensfreude und Temperament kann sich ein manisches Zustandsbild entwickeln. Das *pathologische* Stadium ist dann jeweils biochemisch determiniert und eingeklinkt, so daß der Rückweg nicht so leicht und vor allem nicht mehr allein gefunden wird.

Das Klima, in dem die Neurosen gedeihen

Vieles, was früher im Bewußtsein verankert war, ist inzwischen verschwunden. Dies geschah während einer Zeit, in der die Psychoanalyse die delphische Forderung »Erkenne dich selbst!« aufgegriffen und zur Wissenschaft erhoben hat. Auf der einen Seite gibt es tatsächliche Gewinne an Einsicht in Zusammenhänge und Problembewußtsein, auf der anderen aber Einbußen an gleichsam lebenserhaltenden Eigenschaften.
Symbole verloren an Wirkung. Affektive Zuwendung und Begeisterungsfähigkeit, vor allem aber die Einordnungsbereitschaft in soziale Organismen und die Motivation, für andere etwas zu tun, haben eher ab- als zugenommen. Beunruhigend ist dabei, daß dies unter den Augen und Händen der zeitgenössischen Psychologie und Pädagogik geschieht.
Die Ursachen für Mißstände werden gerne im 19. Jahrhundert geortet und der Feind noch immer dort gesucht. Mittlerweile vollzieht sich in der Gegenwart eine in ihren letzten Auswirkungen noch nicht absehbare Veränderung im Bereich der individuellen und kollektiven Wahrnehmungs-, Denk- und Erlebnisqualitäten.
W. KRAUS (46) weist darauf hin, daß anstelle der erwarteten größeren Liberalität und Pluralität die Anzeichen von nihilistischen Haltungen zunehmen. In unserer Gesellschaftsordnung stoßen die intensiven Verneinungen nun erst viel später oder überhaupt nicht mehr an gesellschaftliche oder gesetzliche Schranken. »Ohne dieses Anstoßen wird kein Kontrast mehr erlebt, geschieht keine Bewußtwerdung dessen, was man ist und was man wirklich hat. Mit dem neurotischen Verlust der Lebensbejahung wird der abschüssige Weg in die äußerste Gefährdung betreten, Gefährdung der eigenen Person und ihrer Umgebung, aber auch gesellschaftlich und politisch, in Hinblick auf die Zukunft des eigenen Landes und der Welt«.
Soziale Erziehung heißt, täglich gegenseitige Achtung und Leistungsbewußtsein einzuüben. Im weitesten Sinn sei jede Konfliktbewältigung eine Leistung, mahnt E. RINGEL (68) und setzt fort: »Was verlorenzugehen droht im gesellschaftlichen Kontext muß revitalisiert werden – Zuwendung, Vertrauensvorschuß, Freundlichkeit, Wertschätzung, spürbares Wohlwollen, aber auch Würde, Anmut und ästhetische Werte und Poesie. Anders bleibt jede Bemühung um Frieden und friedliches Zusammenleben vergeblich und im leeren Wortgeklingel stecken.«

Nur wer Angst hat, muß andere vernichten! Die Angst soll daher vermindert werden, statt vermehrt wie im Lauf der »traditionell-repressiven« oder »modernistisch-antiautoritären« Erziehung. Es ist unbestritten, daß in neuerer Zeit diesbezüglich Fehler gemacht wurden, die lediglich in den Auswirkungen noch nicht völlig abschätzbar sind. – Das Kind muß angeleitet werden, sich selbst zu achten, denn nur wer sich selbst achtet, kann andere tolerieren. »Es soll spüren, daß es *wert* ist, um seiner selbst willen – ungeachtet welche Fehler, Behinderungen, Vorzüge, Rasse oder Nationalität es hat, geliebt zu werden.«

Wenn RINGEL pointiert schreibt: »Die Neurose ist eine Erkrankung, die in der Kindheit durch *falsches Verhalten der Eltern* entsteht«, sollte das weder verallgemeinert noch zum Anlaß für die *Entmutigung* jüngerer Eltern oder für *pauschalierte Schuldgefühle* von älteren werden. Auch unter günstigen familiären Verhältnissen entstehen negative Gefühle: Neid, Haß, Wut. Sie werden aber im Lauf der Zeit kompensiert und ersetzt durch echte Zuwendung, Besorgnis, Liebesbezeigungen, – wobei am wirksamsten die nonverbalen sind. Wo direkter Druck, Unterdrückung und Strafen *überwiegen* sowie die Verpflichtung zu ewiger Dankbarkeit und Liebe gegenüber den Eltern, wundert es nicht, wenn sich die Schere öffnet zu Haß und zugleich Schuldgefühlen. Diese führen dann konsequenterweise bei der einfachen kindlichen Denkweise zu Selbstbestrafungen. Viele neurotische Symptome entstehen aus dieser Selbstbestrafungstendenz. Es handelt sich dabei um Fehlhandlungen und -leistungen, getarnt als Mißgeschick oder Ungeschicklichkeit, zudem um pseudodebile Züge, Entwicklungsrückstände verschiedener Art, ebenso selbstzerstörerisches Verhalten, Unfallsneigung, psychosomatische Erkrankungen und nicht zuletzt Depressivität, um sich die Lebenslust selbst zu morden. Wer glaubt, der »Obhut« der Vaterfigur nicht entkommen zu können, der flüchtet, wenn es keine andere Möglichkeit mehr gibt, in den Tod. So zum Beispiel Gilda, die Tochter des Rigoletto.

Populärwissenschaftliche Schuldzuweisungen an die Adresse der Eltern können ebenfalls fatale Auswirkungen haben. Gerade die sensibleren unter den jungen Leuten reagieren gar nicht so selten verunsichert: »Wir schaffen es ohnehin nicht, Kinder richtig zu erziehen, also lassen wir es am besten bleiben.« Dies führt entweder zu Verzicht auf Nachwuchs oder die Erziehungsmethode »laissez faire« wird praktiziert.

Dabei wird übersehen, daß es zu einer unterkühlten Atmosphäre in der Familie kommt, ohne ein Gefühl der Verantwortung füreinander, ohne Wärme und natürliche Emotionalität. Auf solche Weise entsteht eine *neue* Art von Nährboden für neurotisch-depressive Entwicklungen, die dann im Gefühl der *Vereinsamung* und des *Alleingelassenseins* gipfeln.

Über die Psychodynamik der Neurose

Psychisch dramatisierte Erlebnisse rufen Antworten hervor, die dann abnorm sind, wenn sie von der – aus welchen Gründen immer – in ihrem seelischen Gleichgewicht gestörten Persönlichkeit nicht mehr genügend beherrscht werden können. *Neurotische Reaktionen* klingen in kurzer Zeit wieder ab und sind nur punktuell, z. B. Angst vor Spinnen oder überschießendes Gekränktsein.

Es empfiehlt sich *von neurotischen Entwicklungen* zu sprechen, wenn die pathologischen Zeichen länger andauern und sich bereits systematisch wiederholen. Sie sind noch spontan rückbildungsfähig, verändern aber bereits das Auftreten des Individuums. Es zeigen sich Gewohnheiten, z.B. das mehr oder minder bewußte Vorschützen von körperlichen Leidenszuständen, um einer befürchteten Belastung oder Entgleisung zu entgehen. Dazu gehören auch kompensatorische Aggressivität, ständige Drohgebärden im Umgang mit den Mitmenschen u.v.a.

Diese Aufgliederung stützt sich auf die Neurosenlehre von H. BINDER (12), die sich als die praktikabelste erweist, sowohl was die wichtige Prognose und die Abschätzung des erforderlichen therapeutischen Einsatzes betrifft, als auch für die Begutachtung im Auftrag der als Kostenträger relevanten Sozialversicherungen. Wer die materiellen Umweltbedingungen ignoriert, riskiert unter Umständen den Behandlungserfolg. Kunstpsychotherapie muß bei entsprechender Indikation allen gesellschaftlichen Schichten zugänglich sein.

BINDER (12) zufolge ist das Vollbild einer *Neurose* dann zu diagnostizieren, wenn bestimmte psychische Symptome, z. B. Ängste, Depressivität, zwanghaftes Verhalten, sowie gewisse Beeinträchtigungen der Aufmerksamkeit, der Konzentration und des Denkens auftreten und sich in erheblicher Intensität und Hartnäckigkeit immer wieder bemerkbar machen. Sie werden von der Person selbst als belastend und beängstigend erlebt (»Angst vor der Angst«) – und in ihrer Herkunft und den Folgen, den häufigen Fehlleistungen, selbst nicht verstanden. Die weiteren Folgen sind Verunsicherung und dadurch ausgelöste *Gegenregulationen*, seien es nun *Fluchttendenzen* oder überschießende Gemütsbewegungen von *aggressivem* Typ.

> *»Auch bei eingehender Exploration mit Berücksichtigung der ganzen Lebensgeschichte gelingt es dem Neurotiker nicht, in sich jene stark affektbesetzten Narben freizulegen, die die Symptome einerseits begründen und verständlich machen, und andererseits auch nicht, sie durch das Bewußtmachen allein unschädlich werden zu lassen.«*
>
> J. KLAESI (43)

Es bedarf daher einer von außen herangetragenen Behandlungssituation, um den Blick zu weiten und Funktionen des Ich zu wecken, ohne deren Verfügbarkeit der Mensch in Abhängigkeit verbleibt. Ziel der meisten Psychotherapie-Richtungen ist eine Aktivierung der Fähigkeit, sich von etwas trennen zu können, persönliche oder sachliche Bezüge zu überprüfen und gegebenenfalls aufzugeben. Das klingt vielleicht überwiegend negativ, versetzt aber in die Lage, Angriffen und Trennungen standzuhalten, Beziehungen wieder aufzubauen oder sie erstmals im Leben dauerhaft zu errichten.
Für manche Menschen ergibt sich in der Therapie die Möglichkeit, in eine ausreichende Selbstsicherheit und Urteilsfähigkeit hinein-, nach- bzw. weiterzureifen. Das ist die Voraussetzung für den sinnvollen *Einbau* von *Erfahrungen* in das Mosaik der Weltanschauung. Es geht auch darum, Gemütsregungen bewußt zu reflektieren und zu dokumentieren. Stimmungen und Situationen werden dann an Hand der beobachtbaren Spielregeln rascher und leichter eingeordnet. Der Umgang mit den eigenen psychischen Abläufen entspricht einem Lernprozeß ohne Altersgrenze.

Depressionen und Ängste haben *Signalcharakter* und weisen auf bedrohliche Ereignisse in uns oder in unserem Lebensbereich hin. Sie beziehen sich auch stets auf den »Tankinhalt«, auf die Erschöpfbarkeit der Kraftreserven. Sie signalisieren eine Bilanz: das Verhältnis von zurückgelegtem Weg und dem noch bevorstehenden. Einer unserer Patienten nannte die Angst den »Schweiß der Seele«.

> *»Ein Kind, das es schafft, seine Kindheit schadlos zu überstehen, wird es auch im weiteren Leben gut haben.«*
>
> M. FRIEDRICH (30)

Der neurotische Mensch wünscht sich ein Leben lang eine *Wiedergutmachung* für das Leid, das ihm in der Kindheit aus welchen Gründen immer zugefügt wurde. Das ist ein an und für sich guter Gedanke. In der Realität sind es aber häufig zum falschen Zeitpunkt am falschen Ort den falschen Personen angemeldete Ansprüche, die dann nichts oder weniger als nichts einbringen, nämlich Enttäuschungen und weitere psychische Traumen. RINGEL nennt das die »Torpedierungstendenzen« (68). Durch Aufbegehren und scheinbare Arroganz gefährden beispielsweise junge Menschen ihr Studium oder die Integration an einem angestrebten Arbeitsplatz.

Alles Geschehen im psychischen Bereich fügt sich ein zwischen die beiden polaren Empfindungen Lust und Unlust. Gelingt ein Lustgewinn nicht, so soll wenigstens das geringere Übel das größere ersparen. Neurosen erscheinen so als

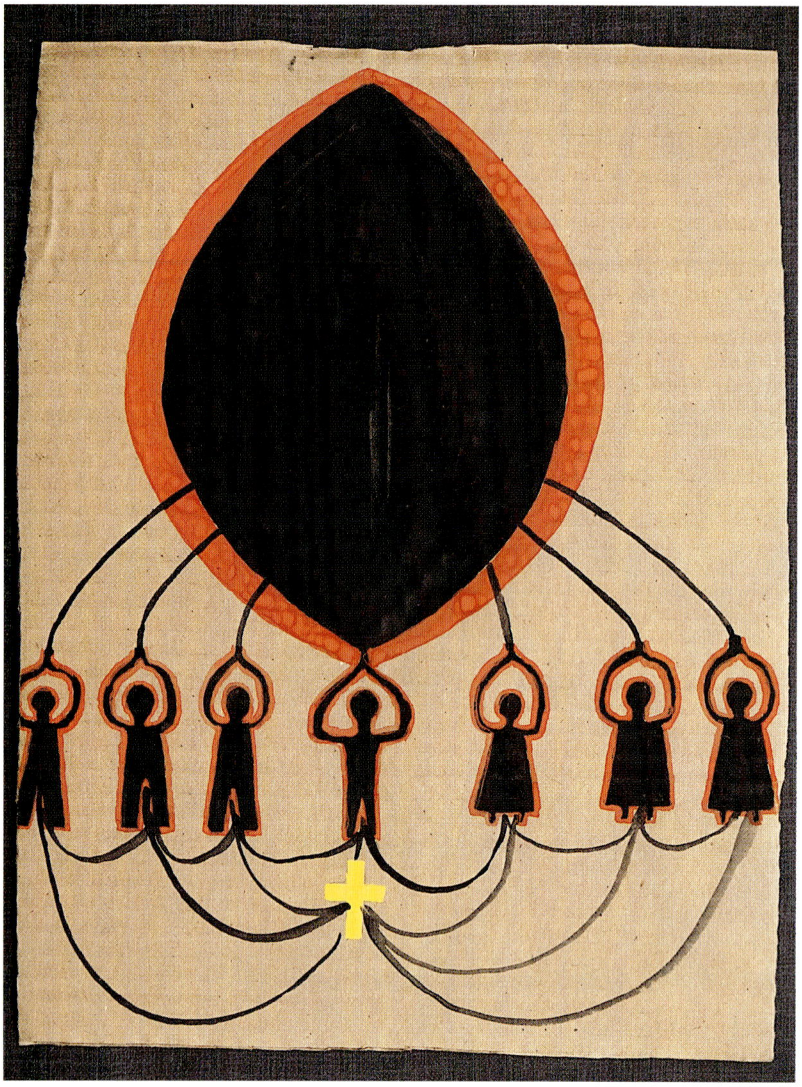

»Wir alle hängen an dem großen Geheimnis . . .« (Robert, K. 3).

eine »List der Psyche zur Erhaltung des Lebens und eines Optimums an Befriedigung auch unter ungünstigen Bedingungen« (32). Selbst die neurotische Depression, diese chronifizierte Summation von Mißempfindungen, läßt sich dahingehend interpretieren, es sei immer noch besser, die beunruhigenden Leidenszustände und Aggressionen wenden sich gegen einen selbst und mildern dadurch Schuldgefühle, als daß nach außen zerstörerisch agiert wird. Es ist besser, sich selbst zu bestrafen und dadurch wenigstens vorübergehend im Sinne von »zeitlichen Sündenstrafen« exkulpiert zu werden, als eine drohende, im einzelnen nicht erkennbare Katastrophe abzuwarten und sie womöglich verschuldet zu haben. So bleibt ein genügender Rest von *Selbstachtung* und der Lustgewinn sieht folgendermaßen aus: Man bekennt sich fest zum Guten, ohne die Befriedigung durch das Böse ganz entbehren zu müssen.

Ambivalenz

Dem Leidenden hilft es bereits etwas, wenn er die Selbstdestruktion als den unbewußten *Haß gegen andere* erkennen lernt. Er wehrt sich oft lange gegen solche Gedanken und verteidigt sogar die verhaßte, introjizierte Personenbeziehung meist mit den Argumenten der Moral, der Humanität, der Elternliebe etc. Im Lauf der Zeit wird aber diese Beziehung dann doch als Haßliebe durchschaut.

Bei depressiver Grundstimmung hilft manchmal die Ambivalenz, eine gewisse emotionale Neutralisierung zu verschaffen. Sie unterläuft die innere Abwehr gegenüber peinlichen oder beschämenden Gedanken, da sie sich banaler Bilder bedient: »alle Menschen machen es so« oder – nach v. Hoffmannsthal »Die Welt ist dumm, gemein und schlecht« – via paradoxer Intervention nach FRANKL (28).

Tatsächlich ist die *Ambivalenz*, die gleichzeitige Empfindung gegensätzlicher Strebungen, eine der wichtigsten Erscheinungen im Seelenleben. Der Begriff wurde von E. BLEULER (13) in die Psychologie eingeführt und von S. FREUD (27) als zentrales Phänomen im Triebleben dargestellt. Wie meistens im biologischen Bereich, kommt es hierbei auf die *Dosis*, auf das *Kräftepotential* an. Danach richtet sich der Grad der Störung. Bei schweren Neurosen wird für die gegensätzlichen Impulse gerne das Bild von zwei gegeneinanderstehenden Lokomotiven unter Volldampf gebracht. »Wer ist stärker, ich oder ich?«, diesen Zustand kannte Nestroy schon 1842 (60).

Die ambivalente Haltung vermag allerdings auch Kompromisse herbeizuführen (*modus vivendi*) und stellt somit offenbar eine der arterhaltenden Seinsmöglichkeiten dar. Neurotisches Elend ist dann erträglicher, wenn immer wieder Alternativen gesehen werden, eine gewisse Doppelbödigkeit genützt wird, wobei das Ich versucht, das Beste aus einer Situation zu machen. »Humor ist, wenn man trotzdem lacht« – eine der Umschreibungen dieser Fähigkeit, oder wie es bei Nestroy heißt: »'s ist alles Chimäre, aber mich unterhält's!« Derartige, bei jahrzehntelangen Verläufen depressiver Neurosen relativ häufig entstehende Tendenzen, setzen aber zweifellos kreative Fähigkeiten des Individuums voraus.

S. FREUD räumte ein, daß er »in manchen Fällen die Neurose als die optimale Lösung der Lebensprobleme unter ungünstigen Umständen anerkennen mußte«. Triebbefriedigung ist oft nicht direkt möglich, weil sie mit Angst, schlechtem Gewissen oder Ekel gekoppelt wäre. Ein Verzicht erscheint aber ebenso unmöglich, weil die nachfolgende Bewußtseinsüberschwemmung, z.B. sexueller Art, als noch gefährlicher empfunden wird. Wo Erfüllung ebenso gefürchtet wird wie die Nichterfüllung, ist die neurotische Dysthymie ein höchst sinnvolles Arrangement, um das Leben vor Angstüberflutung und Selbstverurteilung zu schützen. Sie entwickelt Bilder und Phantasien von Sexualität und Aggression, ohne von deren Abgründigkeit verschlungen zu werden und auf ihre Reize verzichten zu müssen. Dieser Psychodynamik erlagen bereits die Hexeninquisitoren früherer Jahrhunderte.

In der Ambivalenz steckt zugleich auch ein enormer Antrieb, sich *nicht* zu *ändern*, die Fehlhaltungen – aus welchen Gründen immer – zu bewahren. Nicht nur der mögliche oder vermeintliche Krankheitsgewinn, sondern auch die Angst vor dem Loslassen gewohnter Abwehrmechanismen verbergen sich dahinter, ebenso mangelndes Vertrauen in die eigenen Ich-Funktionen und in den erreichten »Heilungszustand«. Dies ist oft berechtigt, da bei der Bereinigung eines einzelnen Symptoms immer wieder andere, vielleicht noch schlimmere nachproduziert werden können. Daher stellt sich die Frage nach dem Ursprung neurotischer Erkrankungen, von welchem mächtigen Potential sie in Gang gehalten werden und weshalb sie so schwer abzugrenzen sind innerhalb des »weiten Spektrums menschlicher Seinsmöglichkeiten« (42).

»Wo Über-Ich war, soll Ich werden« (Cremerius)

Nach S. FREUD besteht eine grundsätzliche Frontstellung zwischen dem *Es*, dem Begriff für eine Vielzahl von Triebstrebungen, und dem *Ich*. Das Es steht für Selbsterhaltung, Macht, Ausleben in Sexualität, Genuß und Besitz. Das Ich vereint die Kontrollen über die Triebenergie, die *Libido* und deren Zielrichtungen mit der Realitätsprüfung von Erleben, Umwelt und Bewertung der Spielregeln. Eine *Ich-Schwäche* findet sich vor allem bei Neurosen, aber auch bei Psychosen, was die Nachbar- oder Verwandtschaft der beiden Störungsgruppen verdeutlicht.

Der andere »Urkonflikt« (38) vollzieht sich permanent zwischen dem Ich und dem *Über*-Ich, welches die ethischen und sozialen Normen repräsentiert. Diese Richtlinien werden dem heranwachsenden Menschen normalerweise dosiert beigebracht. In der Erziehung geschieht dies durch die Identifikation mit den Eltern und anderen Bezugspersonen, so daß die Ordnung und die moralischen

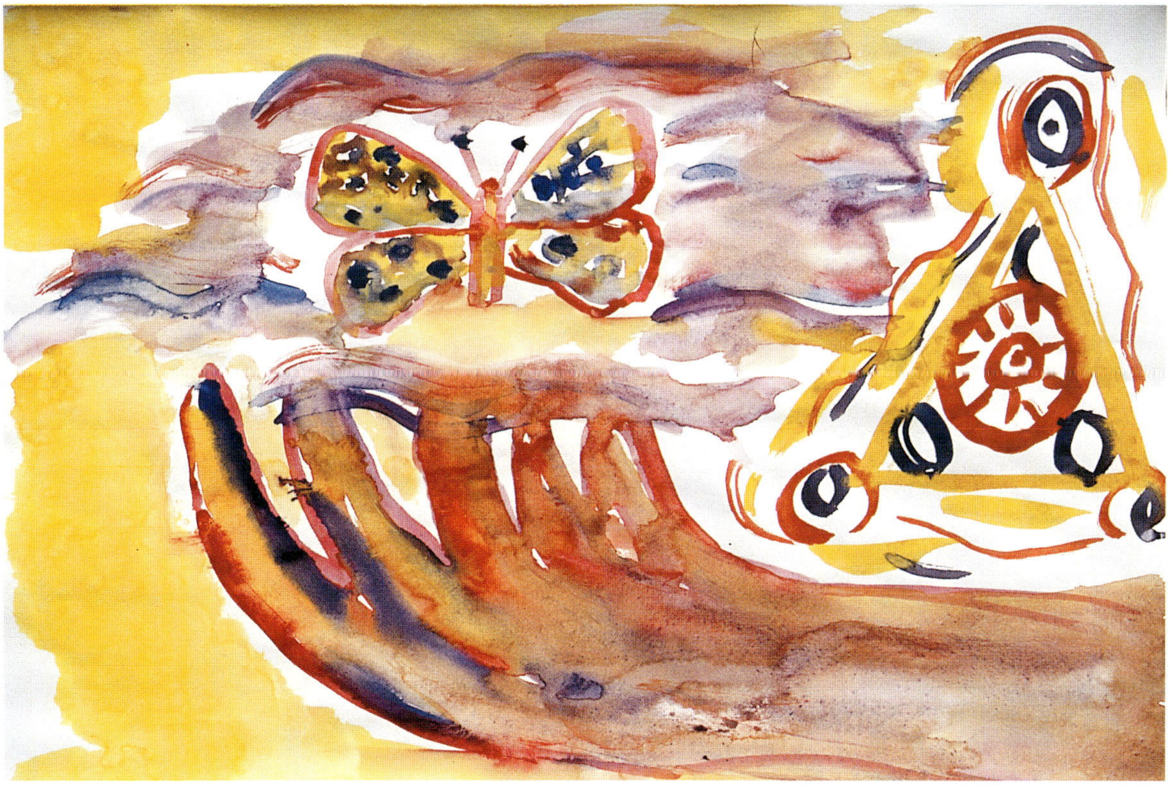

Abb. 1: Die traditionellen Symbole dienen als Fundgrube und werden ohne bewußte Absicht in das Bild eingebracht. Spätere Deutungsversuche der Klienten enthüllen oft eine gewisse Ratlosigkeit vor dem Gestalteten.

Traditionen des Kulturkreises im Regelfall durchaus vertraut sind. Ebenso verinnerlicht werden die gebräuchlichen Symbole. Dazu ist aber einschränkend zu sagen, daß wir in einer Zeit inflationistischer Sinnentleerung derartiger Symbole leben. Die audiovisuelle Reizüberflutung hat dabei einen wesentlichen Anteil, neben gutgemeinten Leitvorstellungen von »Rationalisierung« und »Entmythologisierung«.

Die Formen und Zeichen, die uns dann in der Kunsttherapie vorliegen (Abb. 1), sind daher nicht mehr »wörtlich« zu nehmen. Sie lassen keine sicheren Schlüsse auf den kollektiven und individuellen Erfahrungsschatz zu. Beim Umgang mit Neurotikern ist es ohnehin selbstverständlich, ihre Herkunft und ihren Bildungsgang genauer zu berücksichtigen. Aber auch psychotische Patienten mit oligophrenen Zügen weisen – wie L. NAVRATIL (56) gezeigt hat – deutliche Medieneinflüsse in ihren Bildern auf.

Wahrhaft gütig ist nur, wer auch nein sagen kann,
einsichtig nur, wer sich an seine Fehler erinnert,
wirklich froh nur der, der auch die Trauer und den Schmerz kennt.

Der zu erlernende Triebverzicht bewirkt in jedem Fall Spannungen, die ihrerseits bedeutsam sind für die Reifung der Persönlichkeit. Der Mensch muß endlich imstande sein, die zu großen Bissen von Pflichten und Informationen soweit zu zerkleinern, daß sie verdaulich werden, d.h., nur das aufzunehmen, was aufgenommen werden kann, und das herauszuhören, was dem momentanen Verständnis gerecht ist. Diese Vorbedingung des Lernprozesses lassen Eltern und Lehrer manchmal außer acht. Der Mensch braucht Abwehrfähigkeit, er muß auch »nein« sagen können. Zu trainieren sind weiterhin die Fähigkeiten zur Synthese in kognitiver, sozialer und ästhetischer Hinsicht, aber auch jene zur Pflege des Selbstwertes sowie der Sicherungs- und Fluchtfähigkeit. Aus dieser Aufzählung läßt sich bereits erkennen, woran es beim neurotischen Individuum gewöhnlich fehlt.

Neurotische Entwicklungen können auch erst im Erwachsenenalter nach einem Latenzstadium manifest werden, dem frühkindliche Fehlentwicklungen der Triebfixierung (7) vorangingen.

Was ist neurotisch? Eine heikle Frage, wenn man bedenkt, daß in jedem von uns die Bereitschaft neurotisch zu reagieren angelegt und auch unter bestimmten Bedingungen abrufbar ist. Denn bei jedem entwickelt sich die Libido gegen Widerstände (27). Jeder erkennt, daß er in mancher Hinsicht minderwertig ist (1) und muß das in das Bild von sich selbst einbauen. Auch bleiben niemandem gelegentliche oder gehäufte narzißtische Kränkungen erspart. Wichtig für das Zustandekommen einer psychischen Schädigung ist zweifellos die Entwicklungsphase der Persönlichkeit und die Art der Abwehr, die zu diesem Zeitpunkt zur Verfügung stand.

Bei Traumatisierung in der frühesten Entwicklung – wobei es sich um Verweigerungen *oder* Verwöhnung gehandelt haben kann – persistiert zeitlebens die Neigung zu oralem Lustgewinn, um nachzuholen was versäumt wurde. BATTEGAY beschreibt die daraus resultierende Beziehungsstörung. Die weitere Triebentwicklung stagniere, »der Wunsch, sich das Objekt einzuverleiben, führt dazu, daß kein echter Kontakt zu den Mitmenschen gelingt« (7). Primärer, weil frühkindlicher Narzißmus basiert auf mangelnder autoerotischer Betätigung des Kleinkindes. Ein solcher Mensch bleibe später den Triebansprüchen des Unbewußten, aber auch den Forderungen seitens der Mitmenschen allzusehr ausgesetzt. R. SPITZ betont dabei, daß häufig ein strenges und rigides Regime im Kleinkindesalter den harmonischen Lustgewinn hindere (72). Anale Tendenzen, durch äußere Einwirkung fixiert, bedeuten spätere Schwierigkeiten beim Geben und Nehmen, bei Zurückhaltung und Hingabe, Selbstbehauptung und Preisgabe, was dann in extremerer Form sadomasochistische Züge annimmt. Die Reaktionen sind dabei eher starr und folgen erlernten Schemata, um gewissermaßen eine zwanghafte Ordnung aufrechtzuerhalten. Zugleich gilt: »Ich will – ich will nicht!« In das Alltagsdenken übersetzt, heißt das, »ich möchte mich ändern, aber eigentlich doch nicht«.

> *»In der Beurteilung der Entwicklung des Ich sowie der Libido ist zu beachten, daß beide sozusagen abgekürzte Wiederholungen der stammesgeschichtlichen Entwicklung darstellen, welche die Menschheit von ihren Urzeiten an durch sehr lange Zeiträume zurückgelegt hat.«*
>
> S. FREUD (27)

Nach den neueren Erkenntnissen der Neuropsychopathologie stehen neurotische Entwicklungen gar nicht so selten in ursächlichen Zusammenhängen mit frühkindlichen Hirnschädigungen. Ein »nervöser Säugling«, stigmatisiert durch eine geringfügige perinatale Hypoxie oder Traumatisierung, der nächtelang schreit und nicht zu beruhigen ist, der nicht so recht in das Erwartungsbild des »goldigen Engelchens« paßt und, wenn er gestreichelt wird, nicht zurücklächelt, wird auch von bestwilligen Eltern anders behandelt, als es ihnen selbst bewußt wird.

G. HUBER erinnert daran, daß schon S. FREUD selbst für die Entstehung der Neurosen ein regelmäßiges Zusammenwirken von konstitutionellen und Umweltfaktoren annahm (38). Der scheinbar verhaltensgestörte Säugling, das frustrationsintolerante Kleinkind, die verminderte Fähigkeit, Konflikte daheim und in der Schule adäquat zu verarbeiten, all dies führt auch zu unangemessenen, lieblosen oder unbedachten *Reaktionen* der *Umwelt*.

Die Reaktionen des heranwachsenden Menschen auf die erlebten Störungen oder Entbehrungen prägen die Symptome bereits in frühen Jahren und bahnen den Weg bis zum Auftreten an Nahtstellen der Entwicklung, meist in der Pubertät oder noch später, im dritten Lebensjahrzehnt, zum Zeitpunkt einer gelingenden oder mißlingenden Partnersuche und Berufswahl. Dabei bleibt offen, ob in solchen Fällen das Emotionell-nicht-angenommen-Werden oder die überprotektive Betreuung die bekannten Folgeschäden bewirkten.

> *»Jedes Erleben und Verhalten ist als Ergebnis einer langen Kette von Interaktionen zwischen Anlage und Umwelt zu sehen.«*
>
> E. BLEULER (12)

Die Depressivität des Neurotikers erscheint weitgehend durch bestimmte Situationen, Stimmungen und Milieuverhältnisse konditioniert. *Konditionierung* ist eine elementare Hilfe für den Psychoorganismus, Situationen werden *wiedererkannt*, und es wird rasch darauf reagiert, waren sie nun schlecht oder gut, nützlich oder schädlich. Reflektorisches Erfassen verhilft zu schnellerer, gegebenenfalls lebenserhaltender Reaktion. Wenn frühere fatale Situationen im späteren Leben als bedrohlich signalisiert werden (selbst wenn sie es dann nicht mehr sind), ist die Annäherung infolge Konditionierung unmöglich. Es kommt zu *zwanghafter* Ablehnung.

Was früher nützlich war, um Schaden zu vermeiden, wird zur inneren Verweigerung. Auch wenn der Verstand weiß, daß keine Gefahr daraus droht. Die konditionierte Erwartungsangst, einem bedingten Reflex gleich, sitzt tiefer. Auf solche Weise entstehen viele Aversionen und Ängste und in ihrem Gefolge Mutlosigkeit, Antriebshemmung und Depressivität. Angst vor Spinnen, Schlangen oder Hunden können diese Wurzeln haben, da unser »Filter im Hirn« keinen Unterschied macht z.B. zwischen einer *realen* und einer anläßlich derartiger Konfrontationen nur als *drohend* erlebten Schmerzerfahrung.

Die *innere Vermeidung* war in früher Jugend vielleicht der einzige Weg zur Bewältigung eines emotionalen Traumas. Im späteren Leben stören jedoch die depressiven Anwandlungen die Ökonomie von Lust und Unlust empfindlich.

Durch die Vermeidungshaltung werden auch spätere positive Erfahrungen abgeblockt und neuere Formen der Konfliktbewältigung einfach nicht erlernt. Einer solchen Ausgangslage sieht sich die Therapie nicht so selten gegenüber.

Eine unserer Patientinnen, Frau *Paula*, geboren 1941, Religionslehrerin, (im folgenden auch bezeichnet als K. 1, s.a. S. 78), kam nach einem Verkehrsunfall, den sie verschuldet zu haben glaubte und bei dem eine Kollegin getötet worden war, zur Behandlung. Bei der Gerichtsverhandlung wurde sie freigesprochen, fühlte sich aber weiterhin schuldig. Vier Jahre später kam sie neuerlich wegen Müdigkeit, Antriebsschwäche und Verstimmung. Sie war mittlerweile auf eigenen Wunsch an eine andere Schule versetzt, dort aber auch nicht heimisch geworden. Mit den Schülern konnte sie keine tragfähige Beziehung herstellen. Es gab disziplinäre Schwierigkeiten und sie selbst hatte Mühe, sich vom trockenen Lehrstoff zu lösen und lebendig vorzutragen. Sie verlor weiter an Gewicht, wirkte blaß und asthenisch.

Nach und nach wurden massive frühkindliche Leidenszustände ans Tageslicht gehoben. »An meinen Vater denke ich mit Schrecken zurück. Auch von der Mutter bekam ich viele Schläge. Mit drei oder vier Jahren wollte ich nicht beten. Sie kniete neben einem Kreuz und ich stand störrisch daneben, bis meiner Mutter die Geduld riß und ich einige Ohrfeigen bekam. Wie mir scheint, hat sie meinen Trotz aber nicht gebrochen.« Soweit Tagebuchaufzeichnungen, die zur therapeutischen Sitzung mitgebracht wurden. »Ich bin in einer jener Krisen, die mir schon seit Jahren geläufig sind. Ich würde am liebsten alles wegwerfen und davonrennen. Das Nicht-mehr-wollen und das Nicht-mehr-können dominieren. Ich mache Gott für alle meine Entscheidungen, für alle Zufälle verantwortlich, schlage mich mit vielen blasphemischen Gedanken herum und kann schlecht glauben, daß ER mich auch unter solchen Vorzeichen liebt. Psalm 23 gelesen: "... Muß ich auch wandern in finsterer Schlucht...", – der zweite Teil wollte mir nicht ins Herz und über die Lippen: "fürchte ich kein Unheil, denn DU bist bei mir." Gott war in diesen Tagen der Bedrohende, aber auch der, den ich verfluchte und in Gedanken besudelte.« Und »alle Traurigkeit, aller Trotz, alle Hoffnungslosigkeit kamen wieder einmal sehr stark heraus«.

Zu den Ursachen der neurotischen Depression zählen hauptsächlich Mangelsituationen, die ein Kind in den ersten Lebensjahren erleidet. Sie können, wie im obigen Fall, gleichsam einem psychoanalytischen Bilderbuch entstammen: »Ich saß, etwa dreijährig, auf Vaters Schoß und griff zu seinem Hosenschlitz. Er wurde daraufhin sehr böse. Mir ist, als hätte mir mein Vater dieses Tun nie verziehen. Im Jahr darauf starb er plötzlich. Ich erinnere mich nicht, je in Liebe an ihn gedacht zu haben.«

Oft wirken sich Hospitalisierungen in diesem Alter, der mehrfache Wechsel von Bezugspersonen und kleinere oder größere Katastrophen in der Umwelt nachteilig aus. J. v. SCHEIDT weist aber auf weit banalere, zahlenmäßig bereits stark zunehmende Ursachen hin, die er der »Innenweltverschmutzung« zuordnet (70). Er sieht ein gewisses Unvermögen junger Mütter, ihren Kindern die nötige Geduld, liebevolle Zärtlichkeit und ausreichende Einfühlung entgegenzubringen – aus welcher Ursache auch immer diese Haltung entspringt. Häufig sind es jedoch Eigenschaften, die sie ansatzweise selbst bei ihren Müttern erlebt haben.

> *»Depressive Neurosen werden erkennbar durch lang anhaltende Zustände von unsäglicher Niedergeschlagenheit, dem Gefühl der Sinnlosigkeit bis zu obsessionellen Vorstellungen von Einsamkeit und Verlassenheit.«*
>
> J. v. SCHEIDT (70)

Eine andere Patientin, Frau *Isolde*, geboren 1957 (K. 2, s.a. S. 79) diplomierte Kindergärtnerin, drückt das in ihren Aufzeichnungen so aus: »Ich muß sie immer wieder durchstehen, meine abgründige Traurigkeit, dazu Angst, umhüllt von Leere und Hoffnungslosigkeit. Ich bin viel allein, will aber auch gar keine Menschen um mich. Die sinnlosen Gespräche öden mich an, die Fassade aufrechtzuerhalten strengt nur an.« Tatsächlich ist sie in ihrer beruflichen Tätigkeit aber sehr engagiert und beliebt, was sie selbst als bloße Schutzmaske abwertet. Sie bringt eines Tages ein eigenes Gedicht, das sie »Empfindungen« nennt:

»Die vier Wände ein Gefängnis
vergeblich trommeln, – ungehört
die Decke fällt auf dich
doch sie erdrückt dich nicht,
– noch nicht!
Die Natur, eine endlose Weite
Schönheit und Klarheit umgibt dich
und du beginnst zu träumen.

Mitteilen möchtest du
gemeinsam gehen
ein Stück laufen, eine Geschichte
erfinden, ein Lied singen,
an der Zukunft bauen,
Luftschlösser besteigen
– hart ist die Landung, ich bin
allein.«

Bei der Entwicklung depressiver Neurosen im Jugendalter kann man deutlich den Weg der *Aggressivität* verfolgen. Zuerst richtet das Kind sein Unbehagen und seine Wut nach außen, um vielleicht eine Änderung des Mangelzustandes zu bewirken. Bleibt dies erfolglos, so kehrt sich die Aggression gegen den eigenen Organismus, in krassen Fällen mit dem Ziel der totalen Vernichtung. Jugendliche spielen nicht selten mit Selbsttötungsgedanken, selbst Schulkinder äußern gelegentlich: »Um mich ist es nicht schade!« Auch bei später nicht manifest Erkrankenden erfährt man von Selbstbeschädigungen, seien es oberflächliche Schnitte oder Durchstechen der Haut, festes Abbinden von Gliedmaßen, ohne daß dabei etwas bewußt gewesen war, außer einem unbestimmten Lustgefühl.

Elfriede Jelinek beschreibt die »Klavierspielerin« (1983): »Erfahrung hat sie mittlerweile darin, daß so ein Schnitt mittels Klinge nicht schmerzt, denn ihre Arme, Hände, Beine mußten oft als Versuchsobjekte herhalten. Ihr Hobby ist das Schneiden am eigenen Körper.« – Ob und wie die bei afrikanischen, amerikanischen und asiatischen »Primitiven« praktizierten Hautverletzungen, ebenfalls im Pubertätsalter, damit in Parallele gebracht werden können, bleibt dahingestellt. *Initiationsriten* auch im zivilisierten Bereich? Bemerkenswert erscheint dabei, daß ein derartiges Verhalten, ein solcher Umgang mit der Aggressivität nicht nur weit verbreitet, sondern auch zu dem ausgedehnten Spektrum der nichtkrankhaften Verhaltensmöglichkeiten dazugehört.

Abwehr

Das Erlernen von Regeln, Geboten und sozialem Verhalten ist eine Leistung des Ich, die über die kognitiven Funktionen eintritt und dem Ich die Möglichkeit bietet, sich mit den Gegebenheiten und Anforderungen der Umwelt auseinanderzusetzen.

Wenn diese Forderungen zu früh und zu brutal gestellt werden, ehe sich eine hinreichende Ich-Reifung ausgebildet hat, so ist das Ich nicht in der Lage, diese Leistungen zu vollbringen. Es bleibt ihm jetzt nichts anderes übrig, als sich zu unterwerfen. Die Erziehung wird zur Dressur. Das Kind tut, was gefordert wird. Der Preis dafür ist aber eine nicht kontinuierliche oder stark verlangsamte Ich-Entwicklung.

Herr *Robert*, ein inzwischen 48jähriger Bankangestellter im mittleren Management, berichtet von der strengen, ehrgeizigen Mutter, die ihm bis in das Erwachsenenalter das Leben schwer gemacht habe (Abb. 2).

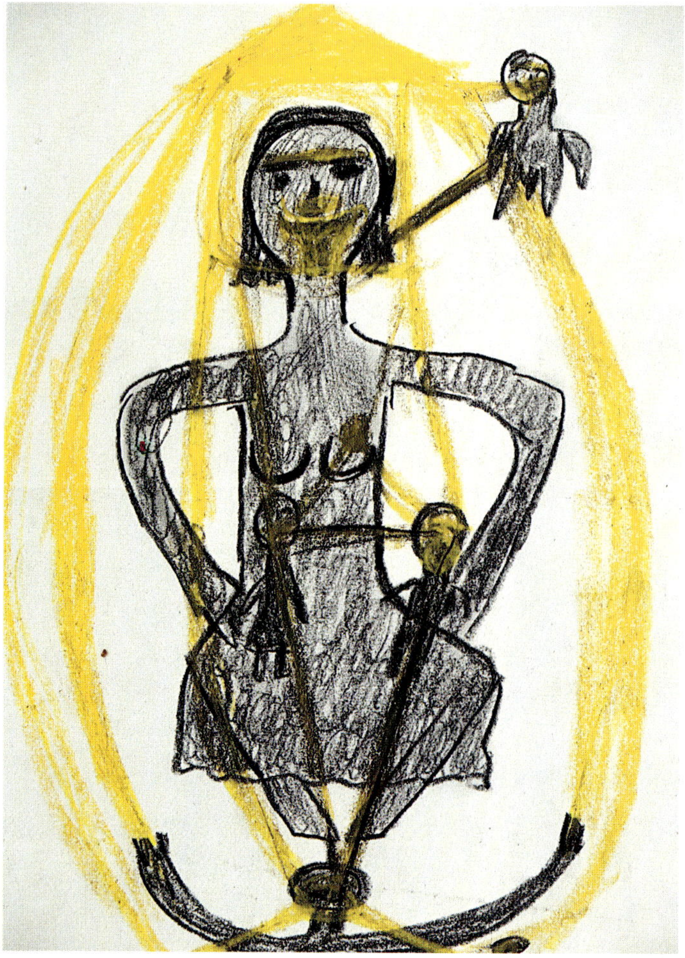

Abb. 2: »Die große Mutter« in der Gloriole. Sie erscheint beschützend und unterdrückend zugleich (Robert, K. 3).

Der Vater starb, als er sechs Jahre alt war, der Ziehvater als er 17 war. Beide hat er als furchteinflößend in Erinnerung. Beim Sterben des leiblichen Vaters war er zugegen, tief beeindruckt von der Verzweiflung der Mutter. Beide Männer starben im gleichen Alter (63 Jahre) an Herzinfarkt.

Welche Spuren hinterlassen Väter im Leben ihrer Kinder?
Dieser Frage gehen Susanne Feigl und Elisabeth Pablé in ihrem Buch »Reflexionen von Töchtern und Söhnen über ihre Väter« nach (24). Das dabei gewonnene biographische Material erschüttert, mutet aber doch nicht völlig fremd an. Es zeigt, daß menschliches Zusammenleben von ungeheueren Emotionen begleitet sein kann, antiken Tragödien gleich. Manchmal getragen von dem ängstlichen Bemühen, aus dem Kind doch etwas Rechtschaffenes zu machen und Fehlentwicklungen zu verhindern, notfalls *mit Gewalt*.

»Warum läßt du mir keine Ruhe, Vater? Durch zwei Bücher habe ich dich geschleppt, alles ist aufgeschrieben, gedruckt, kein Winkel, keine verborgene Falte, eine Kindheit lang, eine Jugend lang, die ich nicht durchforscht hätte nach Verdrängtem, Vergessenem – was du mir tatest, was ich dir tat –, nach vermuteten Ursachen und Wirkungen. Ich habe mich bemüht, nicht aufzurechnen, dem Eigenschaftswort "gerecht" zu mißtrauen. Ich dachte, ich sei erlöst von dir.

Jedoch: waren es zuviele Ungeheuerlichkeiten, die ich der Welt von dir erzählte? Blieb da zuwenig Kinderglück? Warum weiß ich noch immer nicht, ob ich nicht doch eine glückliche Kindheit hatte? Ob ich nicht doch liebte, was ich zu hassen meinte?« Das schrieb die Schriftstellerin Margarete Hannsmann 1988.

In der gleichen Anthologie berichtet Petra Werner über ihren Vater: »Er ist schuld daran, daß mich Klavierübungen in lähmende Angst versetzten. Einmal bat ich ihn, mir eine schwierige Stelle auf dem Klavier vorzuspielen. Ich weiß nicht, warum ich das tat. Er spielte, ließ mich wiederholen. Als ich es beim dritten Mal noch nicht konnte, schlug er mich mit dem Kopf heftig gegen die Tasten. Meine Nase blutete, blutüberströmt rannte ich auf den Balkon und schrie. Er hielt mir den Mund zu. Er hatte Angst vor den Nachbarn.«

Wir wissen nicht, wieviele Kinder in solchen Situationen, wenn etwas beim Lernen nicht in den Kopf wollte, geschlagen wurden. Es sind sicher nicht wenige, wenn man den mündlichen oder bildlichen Schilderungen unserer Klienten Glauben schenkt. Die *»gute Absicht«* der Erzieher samt ihrer Ratlosigkeit verhindern übrigens das Entstehen von Schuldgefühlen ihren Schutzbefohlenen gegenüber. Diese werden dadurch noch weiter hinuntergetaucht; ihren verdrängten Haß sehen wir dann oft erst in der Kunsttherapie Gestalt annehmen (Abb. 3).

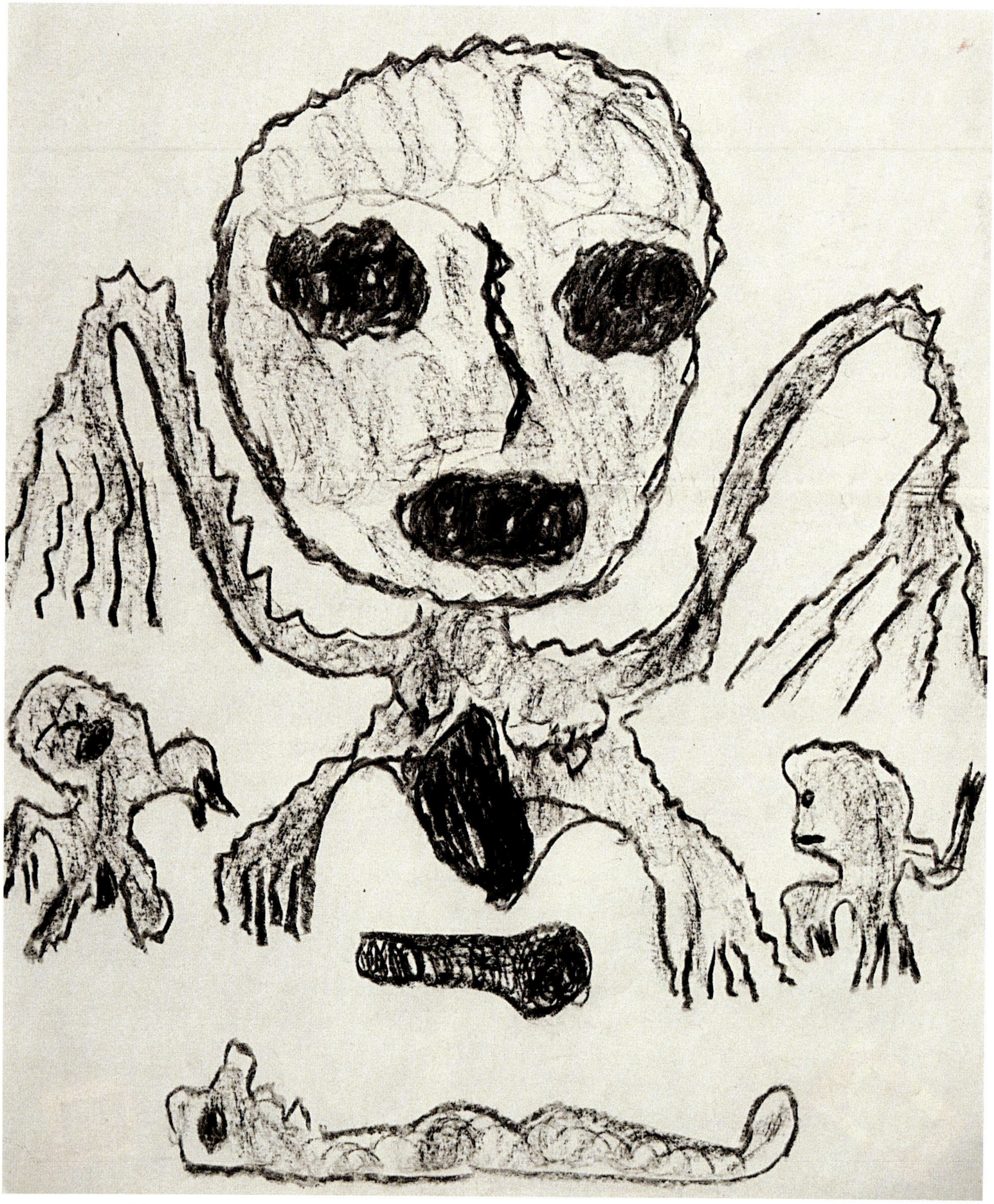

Abb. 3: Angst und Haß dominieren. Das Weiblich-Mütterliche wird zum Alptraum (Robert, K. 3).

Die von Waltraud Anna Mitgutsch aufgezeichneten Erinnerungen könnten als identisch mit denen unserer Patientin Isolde gelten (50): »"Warum kannst du nicht so sein", fragte die Mutter vorwurfsvoll, "die anderen Mädchen sind so frisch und fröhlich, und du bist so schwermütig. Ein Mensch, der für das Geschenk des Lebens nicht dankbar ist, ein junges Mädchen, das nicht fröhlich ist, kann nur bodenlos schlecht sein." Die Fröhlichkeit, die sie forderte, kannte ich nicht, ich hatte sie nie erlebt, und die Lust auf das Leben hatte sie mit Verboten und strafenden Blicken versperrt. In meinen Träumen war ich wie diese Mädchen, wilder noch, lebenslustiger noch, in meinen Träumen überholte ich selbst die glücklichsten, freiesten.«
Und zur noch tieferen Verletzung: »"Iß, damit du endlich was gleichsiehst, – iß, sonst kommst du mir nicht vom Tisch weg, – iß, oder ich schlage dich, bis du dich nicht mehr rührst." Der Tisch wurde zum täglichen Kriegsschauplatz.«
Bei Isolde heißt es: »Mutter entlädt ihre wechselnden Stimmungen alle an mir. Aber sage ich zu ihr nur das geringste Wort, dann legt sie los: "Du kriegst nie einen Mann, so einen Trottel gibt es gar nicht." – Nein, niemand hat das Recht, mir mein Leben zu verderben. Ich lasse mir nichts mehr gefallen.« Damals war Isolde erst 17 und voll Hoffnung (Abb. 4). Das Ärgste lag noch vor ihr, zuneh-

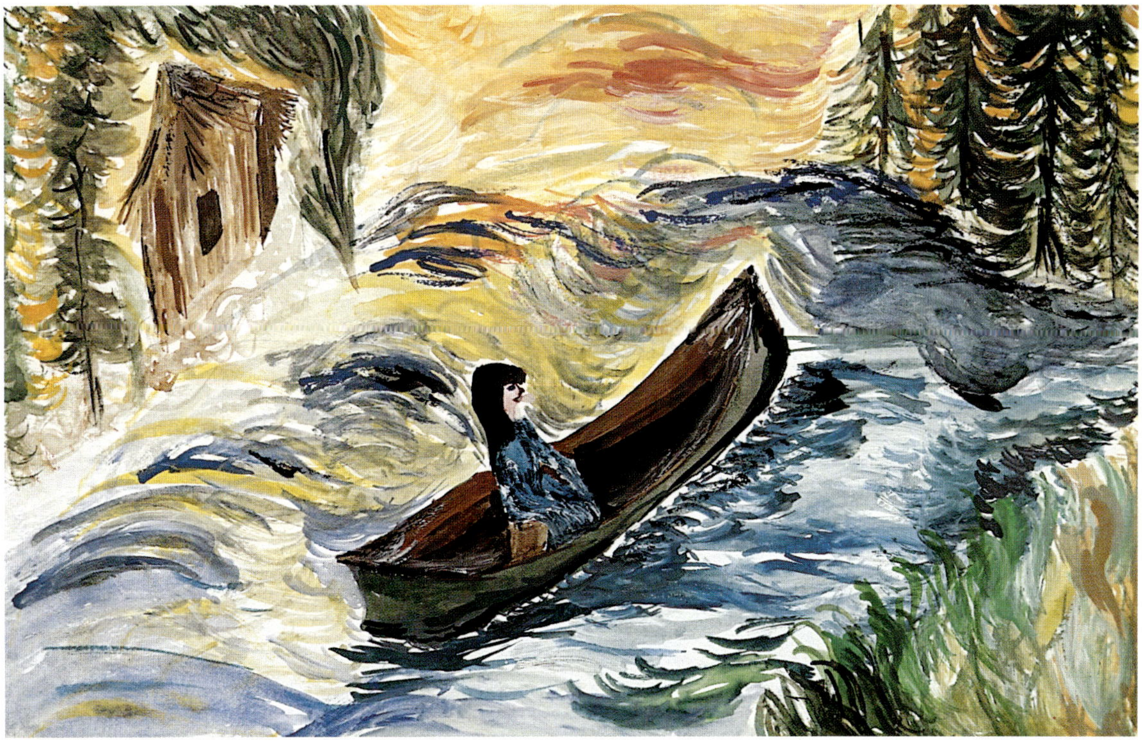

Abb. 4: Das Schifflein scheint fest gebaut und »auf ein neues Morgenrot gerichtet«, ist aber steuerlos und ohne Antrieb. Das Elternhaus bleibt sturmzerzaust zurück. Die Fahrt geht ins Ungewisse, »zuversichtlich, aber doch der Strömung überlassen« (Isolde, K. 2).

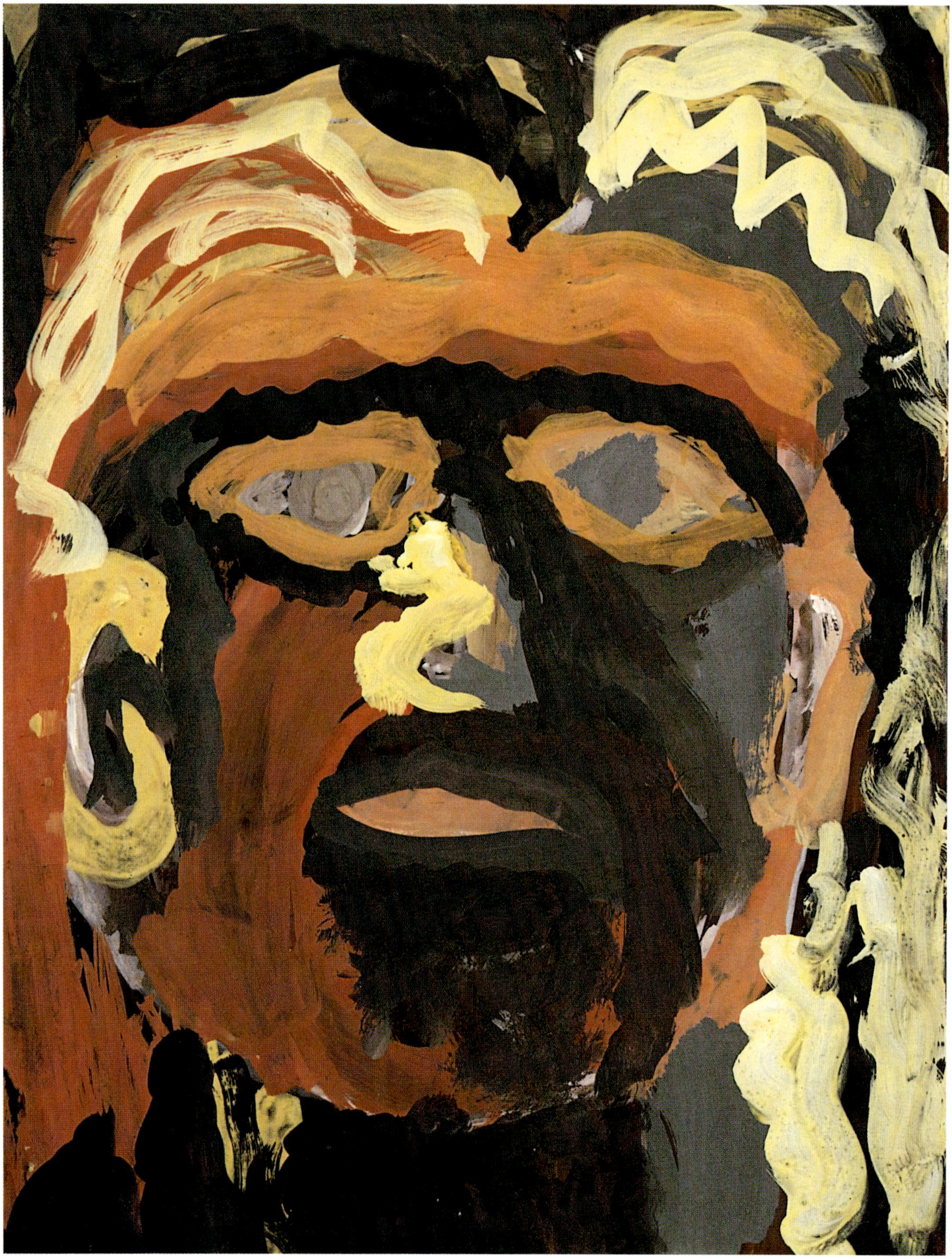

Abb. 5: Selbstdarstellung des Ungeliebten, Häßlichen. In dem Bild kommt eine hohe innere Spannung zum Ausdruck, die an einige Selbstporträts von van Gogh erinnert (Robert, K. 3).

mende Depressivität, Anorexia nervosa und schließlich ein ernsthafter Suizidversuch.

Offenbar wird der Mangel an liebevoller Zuwendung besonders schmerzlich empfunden. Die spätere Entwicklung zeigt dann recht deutlich, daß das Verhalten der Klienten und teils sogar ihr körperliches Erscheinungsbild diesen Liebesmangel dokumentieren. Das ungeliebte, »häßliche« Kind, der ungute Pubertierende (Abb. 5), die von Frustrationen geprägte Persönlichkeit des jungen Erwachsenen, bekommt er nicht immer wieder bestätigt, wie unsympathisch und erfolglos er sei? Der getretene Wurm krümmt sich natürlich (Abb. 6).

Robert notiert im Alter von 29 Jahren: »Wegen meiner Häßlichkeit wollen mich alle umbringen, angefangen von meiner Mutter«, und »Ich fürchte, daß mich meine Mutter verjagt, weil ich häßlich, unfähig und mißmutig bin.« »Am liebsten wäre mir, ich hätte nicht studiert und nur die Hälfte meines Einkommens. Dann wäre ich heute nicht überfordert!« – Hier ist einzuflechten, daß Robert hohes berufliches Ansehen genießt, kreative Aufgaben zu bewältigen hat sowie körperlich völlig unauffällig war und ist.

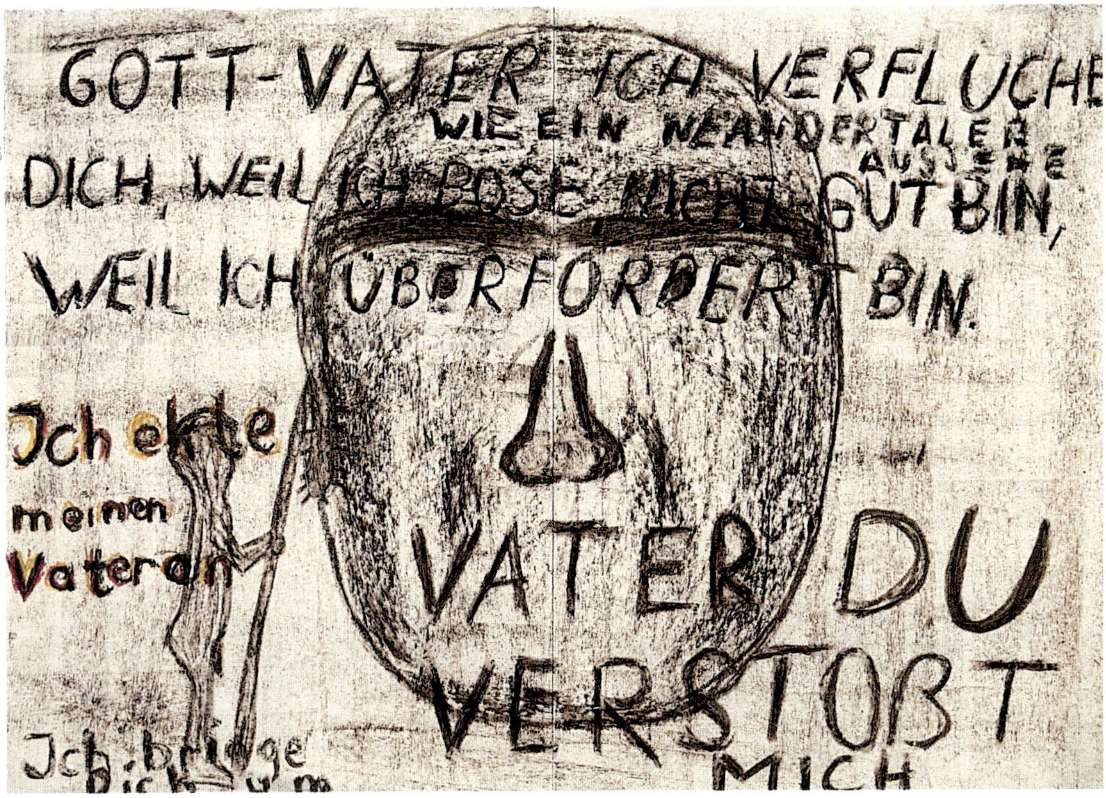

Abb. 6: »Ich werde moralisch vernichtet, ich bin nichtswürdig. Die Selbstzweifel und den Ekel vor mir selbst werde ich nicht los.« (Robert K. 3).

Das strenge Über-Ich

Es stammt aus den ersten Objektbesetzungen des Es, also aus phylogenetischen Konstellationen, und behält seine Herrschaftsansprüche gegenüber dem Ich ein Leben lang. Wo immer das Ich nicht genug Erfolg hat, mißt es sich am Ideal-Ich und reibt sich daran.

> *»Das Über-Ich bewahrt den Charakter der Identifikationsinstanz, meist orientiert am Vater. Je stärker die Emotionalität und je schneller seine Verdrängung erfolgen muß – unter der Einwirkung von Autorität, Religion, Schule, Lektüre etc. – desto strenger wird später das Über-Ich herrschen, auf dem Wege des Gewissens und unbewußter Schuldgefühle.«*
>
> MENTZOS (49)

Unter diesem starken Druck wird das Ich solche Wahlhandlungen setzen, die zwar jeweils das Über-Ich befriedigen, überwiegend aber Unbehagen, Depressivität und einen dauernden Rest von Haß mit sich bringen. Das Ich wird durch Angst *stimuliert*, worauf noch näher eingegangen wird, im Extremfall aber gelähmt. Dann allerdings brechen die Dämme und es kommt zu massiver Regression und autistischem sowie pseudodebilem Verhalten. Das ist dann jene Symptomatik, die nach außen hin auffällt und als psychische Erkrankung den Lebensablauf und den sozialen Kontext nachhaltig beeinflußt.

Für die Kunsttherapie geeigneter sind aber jene Menschen, die »nach innen« leiden, weil ihre Anpassungsstrategien gegenüber der Umwelt gerade noch ausreichen.

Das Über-Ich weist Beziehungen zum Sadomasochismus auf.
Nach FERENCZY (25) erklärt sich der Sadismus genetisch aus der »väterlichen Grausamkeit« – *auch wenn diese nur phantasiert wird* – »der gegenüber sich das Ich passiv-masochistisch verhält und einstellt«. Strafbedürfnis und Bestrafungslust können eine enorme Triebbefriedigung bringen, und zwar mit hohem Energiepotential. So ist es auch als *unbewußte Bereitschaft* zu verstehen, wenn Menschen sich in Gefahr bringen, z.B. durch nächtliche Spaziergänge in einsamer oder verrufener Gegend und somit Erniedrigungen und Verletzungen, Schändung und Überfälle in Kauf nehmen. Aber auch das Ausüben von Sport bietet oft genug Gelegenheit zu – wenn auch nicht vorsätzlicher – doch mutwilliger Körperverletzung.

Isolde neigte im Alter von 25 Jahren, nach der »Beendigung« der anorektischen Phase zu solchem risikoreichen Verhalten. Aus dieser Zeit stammt die Notiz: »Am liebsten würde ich mich in Nichts auflösen *oder* in Freiheit und Ge-

Abb. 7: »Zwei flammende Augen, ein riesiges Mundloch frißt alles auf und saugt mich hinein.« Die Umwelt wird als ein ungeheueres Tier bedrohlich erlebt (Isolde, K. 2).

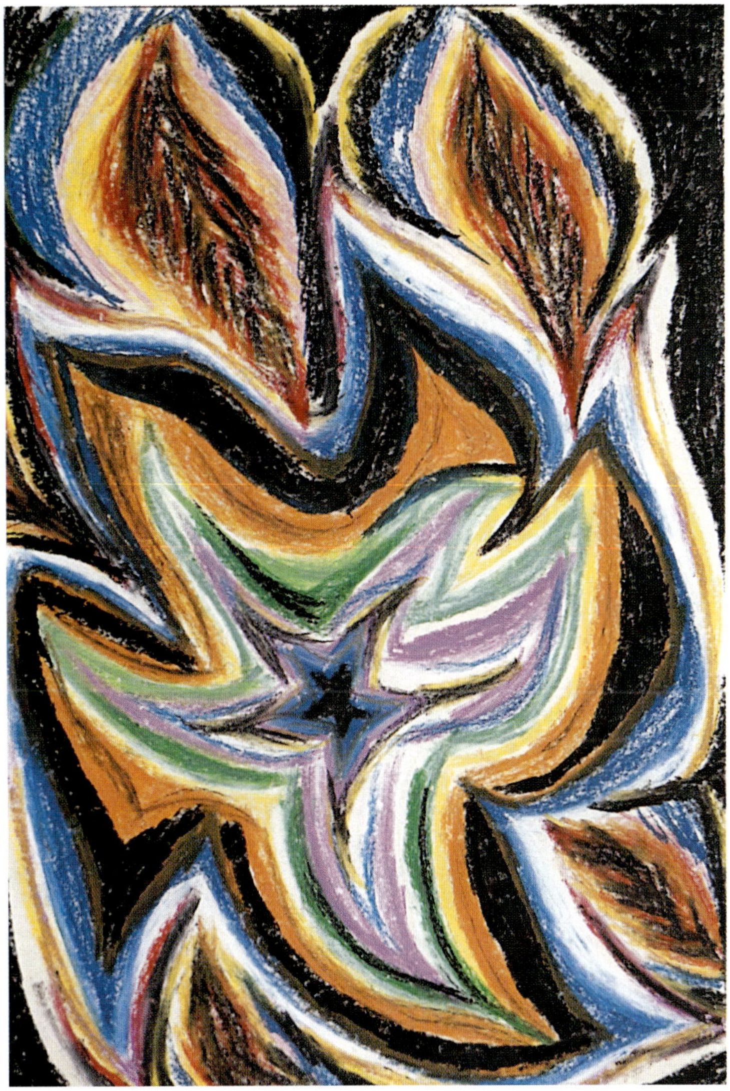

tragenwerden fliehen. Ich möchte, wohl zum zwanzigtausendsten Mal in meinem Leben sterben, verschwinden, als hätte es mich nie gegeben« (Abb. 7). »Herbeigewünschte« Unglücksfälle ersparen dem Über-Ich, sich selbst zu bestrafen. Triebverzicht ohne befreiende Wirkung schafft keinen Zugewinn an Liebe und keinen Ausgleich für die früher entbehrte und macht zusätzlich depressiv und mutlos. Das Schuldgefühl wird permanent. Drängt das Über-Ich weiter auf Bestrafung hin, sind *Fehlleistungen* und provokantes Verhalten die weitere Folge, das bekannte »Betteln um die Ohrfeige« des jugendlichen Neurotikers bis hin zu ungeschickten Ladendiebstählen und plumpen Sexualdelikten. Erkennbar sind diese Handlungen als pathologische Arrangements an der anscheinend eingeplanten Aufdeckung und Bestrafung.

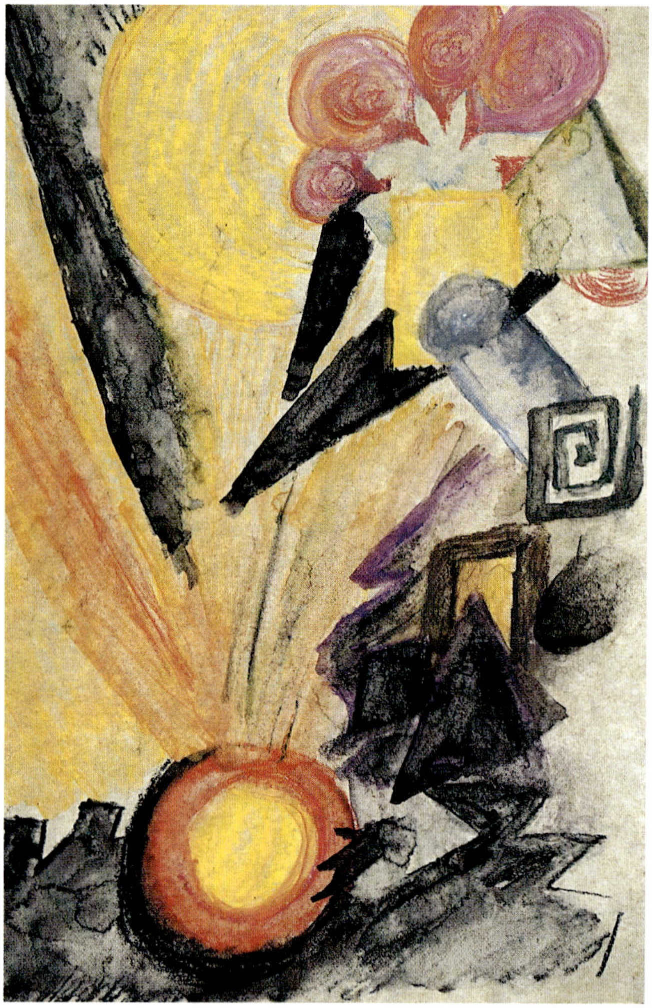

Abb. 8: »Ich bin ein stürzender Feuerball, – die Umweltbeziehungen in Trümmern. Ein wenig Hoffnung noch auf Lebensfreude, angedeutet durch die vier stilisierten Rosen.« (Isolde, K. 2).

Es gilt also, dem Ich praktikable Hilfen anzubieten, um die neurotische Selbstunsicherheit, die Entscheidungsschwäche, die vielerlei Abhängigkeiten und die mangelhafte Praxis im Umgang mit den eigenen Trieben einigermaßen unter Selbstkontrolle zu bringen (Abb. 8).
Isolde (K. 2) bemerkt dazu, sie habe jahrelang mit Gelegenheitsbekanntschaften immer die gleiche frustrierende Erfahrung gemacht. Wenn der Mann zu ihr ins Zimmer wollte, habe sie »aus Höflichkeit« nicht nein gesagt, wohl wissend, was dann kommt. Sie habe sich ausziehen und stimulieren lassen, dabei gleichzeitig Erregung und Abwehr empfunden. Sie habe sich ganz steif gehalten, wie das Huhn vor der Schlange und sei hinterher vor Scham und Enttäuschung versunken. Die erhoffte Liebe habe sie so nicht kennenlernen können. Der jeweilige Partner sei dann betroffen abgezogen, wahrscheinlich auch enttäuscht, da sie das Eindringen des Penis verhindert habe.

Alles in allem eine *ambivalente* Angelegenheit – auffallend nur die Begründung für eine derartige Zweisamkeit und deren Verlauf: »aus Höflichkeit«, einer vielverwendeten Erziehungsmaxime ihres Vaters.

»Ich bin schuldig, weil ich auf der Welt bin«

Ein Wesensmerkmal des neurotisch Depressiven ist, daß er sich ständig bemüht, sich nützlich zu machen. Über seine eigene Brauchbarkeit leitet er seine Existenzberechtigung ab. (An dieser Stelle sei die Bemerkung erlaubt: Wegen der besseren Lesbarkeit wird im Text nur die männliche Form gewählt, »*der* Mensch«.)

Öfter als man glauben möchte, wird Kindern im Zorn vorgehalten, sie seien unerwünscht, überflüssig, aus ihnen werde ohnehin nichts Rechtes. »Du wirst ein Verbrecher, wenn du es nicht schon bist!« – hörte Robert (K. 3), ohne daß es dafür eine Ursache gab (Abb. 9). Der tiefste Punkt an Traurigkeit und Selbstwertzerstörung wird erreicht, wenn das Kind hören muß: »Wir wollten dich eigentlich abtreiben!«

Die Mutter der Klientin Paula (K. 1) wurde im letzten Augenblick daran gehindert, sich hochschwanger von einer Brücke zu stürzen. »Hätte sie es doch getan! Ich selbst bin zu feige, und lebe unter ständiger Angst *vor* und in Auflehnung *gegen* Gott!« Vom 16. bis 20. Lebensjahr wurde Paula von Zwangsgedan-

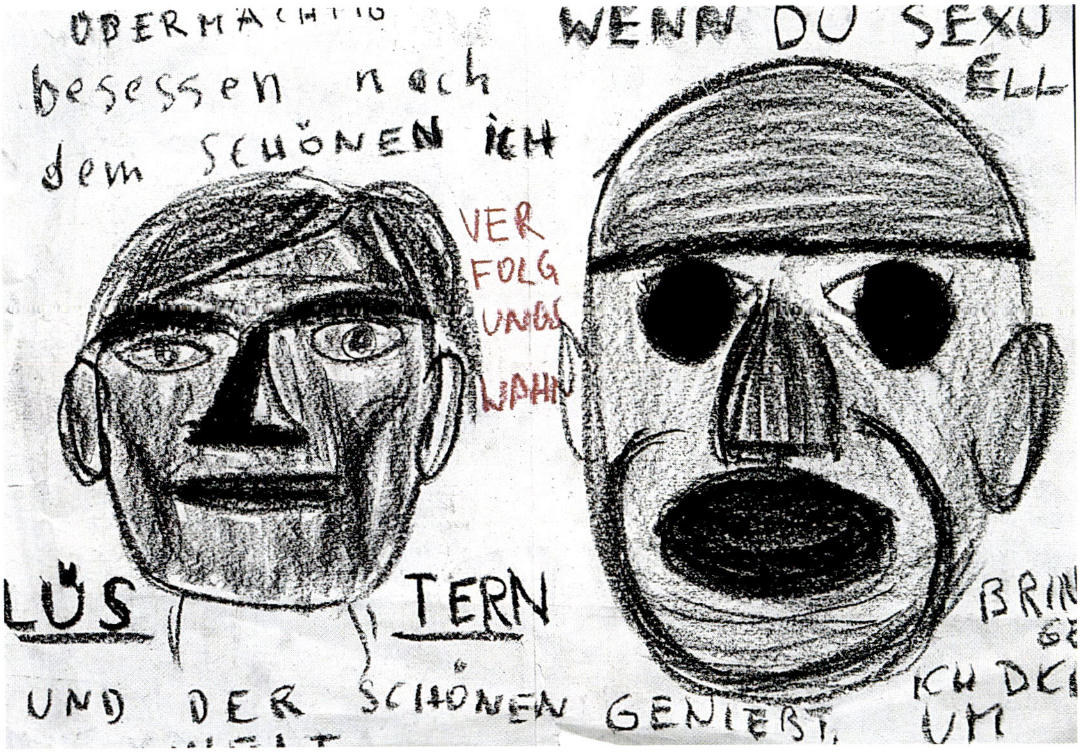

Abb. 9: »Lüstern und übermächtig besessen nach dem Schönen«, fürchtet er sich vor Bestrafung (Robert, K. 3).

ken gepeinigt, in denen sie mit einem Pakt mit dem Teufel und blasphemischen Vorstellungen gespielt hatte. »Um zu innerer Ruhe und Ordnung zu kommen, wurde ich Religionslehrerin, aber das machte es zeitweise noch schlimmer.«
Isolde (K. 2), die Älteste von drei Kindern, wurde von der Familie als minderwertig betrachtet, weil sie schwächlich und kränklich war und sich nicht durchsetzen konnte und wollte. Einerseits wurde sie wegen geringer Vergehen vom Vater hinausgeprügelt und selbst im Winter auf den Balkon gesperrt, wo sie dann noch im Alter von 15 Jahren in die Hose machte, »aus Aufregung und Verzweiflung«, wie sie selbst sagte.
Andererseits erhielt sie dann vom Vater unerwartet reiche Geschenke. Sie erinnert sich auch, von ihm gehört zu haben »Nur ein trauriges Kind ist ein gutes Kind«. Dadurch wurde das Gefühl verstärkt, sie werde eigentlich nur als Besitz betrachtet, über den einfach verfügt wird. Das Kind hat aber bleibende Angst vor diesen Vorfällen. Es will diese Geschenke gar nicht, es geht weg – selten äußerlich, meist jedoch in die »innere Emigration«.

> *»Eltern bieten materiell viel, und klagen dann laut über die Undankbarkeit, wenn solches nicht angenommen wird. Das Kind, das bereits neurotisch-depressiv deformiert ist, lernt aus Gründen des Selbstschutzes abzulehnen: "Ich bin unbestechlich!"«*
>
> Anna, über sich (K. 5)

Ausagieren neurotischer Bedürfnisse

Zurückgestaute Gemütsverfassungen können mittels eines überschaubaren Repertoires ausagiert werden. Es stehen nicht allzuviele zur Verfügung: wahlweise agitierte, hysteroide, hypochondrische, depressive oder ängstliche Reaktionen. Für uns ist bemerkenswert, daß auch die depressive Verstimmung ein Versuch ist, mit Kränkungen fertig zu werden, ihnen sozusagen einen Titel und Rahmen zu geben. Nach außen wird signalisiert mittels Facies depressiva, schlaffer Haltung, leiser Sprache und Müdigkeit: »Ich bin bedauernswert, mir geht es schlecht, nehmt bitte Rücksicht auf mich!« So wird körperlich dargestellt, was innen an Traurigkeit über Verlorenes, über die Empfindung nicht zu genügen oder versagt zu haben, oder über versäumte Gelegenheiten vorhanden ist.

Die melancholische Attitude wird aber vom Neurotiker nicht durchgehalten. Er bekommt auch wieder lustvoll Oberwasser und überrascht dann seine Umgebung mit Charme und einer wenn auch bald erschöpfbaren Vitalität, Heiterkeit und Wärme. Danach folgen dann quälende Einsichten in die eigene Unverbesserlichkeit: »selbstkritisch und zutreffend wird geklagt, wo die eigenen Schwächen also liegen« (21).

Anders als der an einer *endogenen* Depression Leidende bleibt der Neurotiker in Bewegung (Abb. 10). Er versucht zu gestalten, bringt immer wieder seine gestörten oder leicht störbaren Anteile in das therapeutische Feld ein. Er versucht

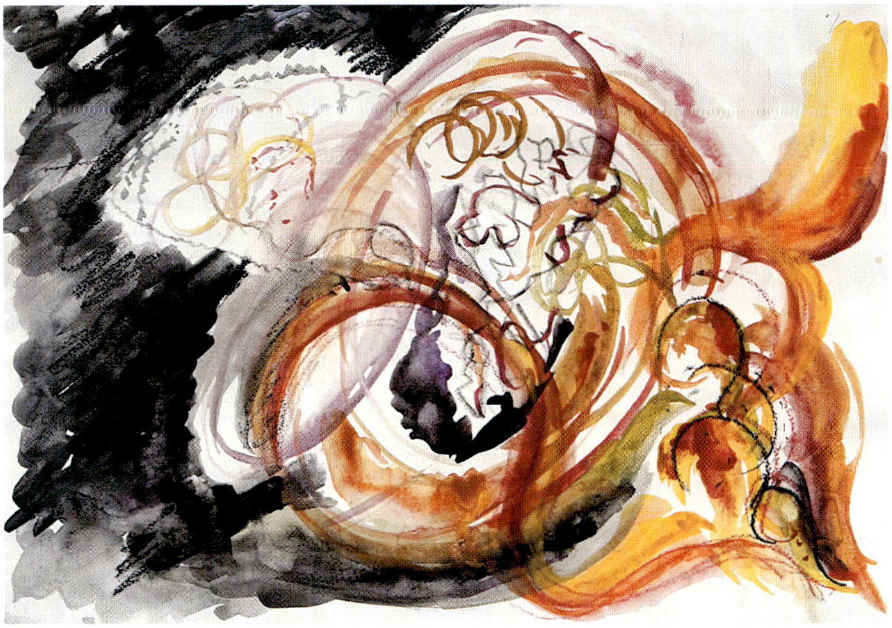

Abb. 10: »Die Zukunft ist dunkel, ich bin ganz zerrissen. Der Wille zum Weitermachen ist aber da.« (Isolde, K. 2).

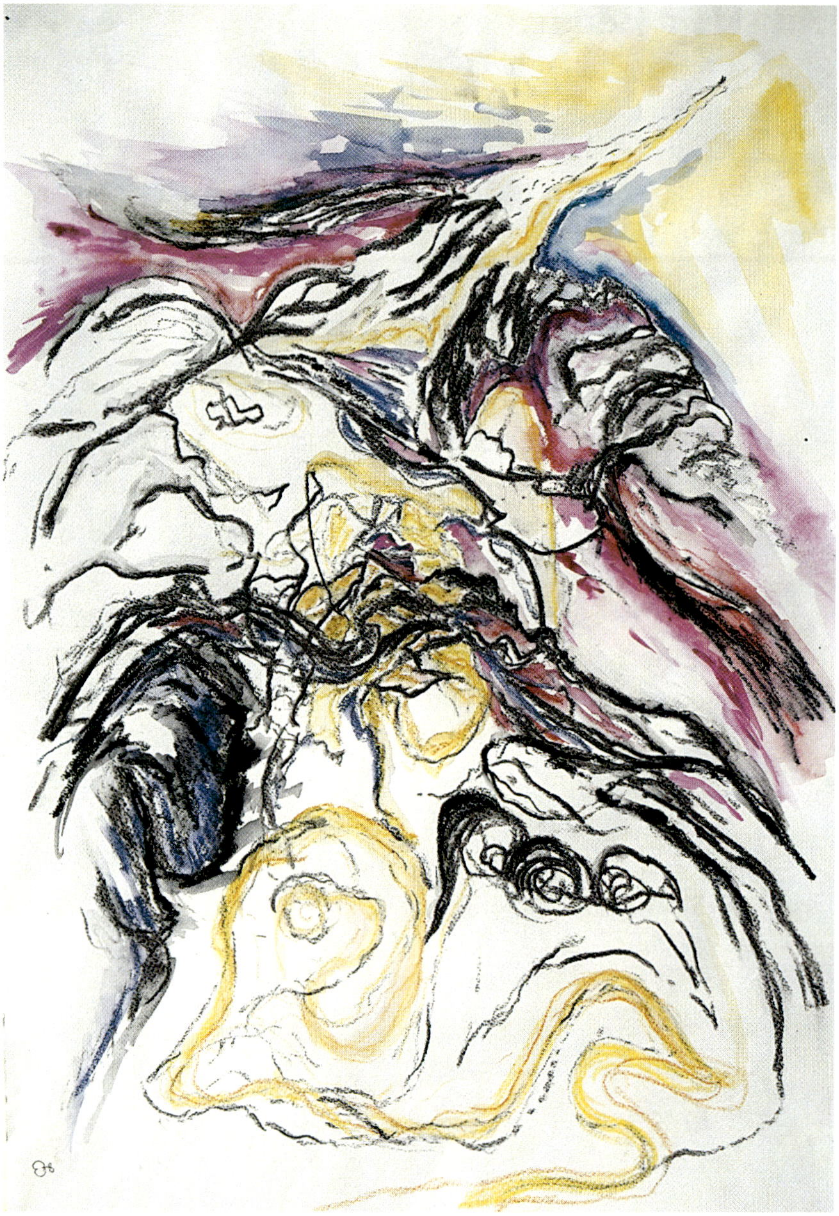

Abb. 11: »Bei aller inneren Verworrenheit weiß ich, daß irgendwo in mir eine Kraft steckt, auch Ansprüche an das Leben. Ich fühle mich aber so eingeschnürt von allen Seiten. Am liebsten würde ich sterben.« (Isolde, K. 2).

– meist vergeblich – jene früheren sozialen Bezüge, in denen er schon so oft gescheitert ist, endlich neu aufzubauen. Ohne Bewußtwerden geschehen aber immer wieder die gleichen Fehler, Neurose ist ein Strukturproblem (Abb. 11). Solche intrapsychischen Spannungen lassen sich nicht zur Gänze verbergen. *Angst* – oft vom Klienten anders benannt, als Unbehagen, Antipathie, Ablehnung einer Situation – und *depressive Verstimmung* werden als bedrohlich erlebt und alarmieren gleichsam die Streßreaktion (SELYE) des vegetativen und hormonalen Steuerungssystems des Körpers. Der psychosomatische Organismus antwortet aber noch weit subtiler als durch die grobe Alternative »Kämpfen oder Flüchten«.

> *»Wer vermöchte wirkliche oder vermeintliche Demütigungen oder peinigende Selbstvorwürfe den ganzen Tag im Kopf haben oder den Haß gegen Einzelne oder ganze Gruppen, und dabei so tun, als ob nichts geschehen wäre? Wer könnte dabei ruhig arbeiten und allen Leuten vorurteilsfrei begegnen? Wer könnte über Kindheitselend und Fehlerziehung hinauswachsen, ohne die Gedanken daran restlos aus dem Bewußtsein zu verbannen?«*
>
> J. KLAESI (43)

Die Ausdrucksphänomenologie lehrt, daß die konflikttragenden Affekte Mimik, Sprache, Gebärden und Körperhaltung prägen und sogar bei der Wahl der Kleidungsstücke mitspielen. Der müde Blick, die ungepflegte Frisur, die verwaschene gleichsam nach innen gerichtete Sprache, »weil mir ohnehin niemand wirklich zuhört«, und die verkrümmte Haltung – wie zur Abwehr von Schlägen – wecken die *Aufmerksamkeit* des *Untersuchers*, noch bevor das erste Wort gesprochen wurde.

Es scheint selbstverständlich, wird aber oft nicht beachtet, daß eine Neurose zwar per definitionem kein primär körperliches Leiden ist, daß aber zu gleicher Zeit auch körperliche oder andere psychische Krankheitszustände oder Mängel bestehen können. Warum sollte ein neurotisiertes Individuum mit entsprechender Vorgeschichte im weiteren Leben nicht auch an Ischias, Gallensteinen oder selbst an Schizophrenie erkranken – der Phantasie sind für *Multimorbidität* keine Grenzen gesetzt. Die bei der Behandlung wichtige Berücksichtigung des *neurotischen Persönlichkeitskernes*, der im Sinne einer »psychischen Überlagerung« sehr oft für eine unerwartete Therapieresistenz verantwortlich ist, findet in das verbreitete »autistisch-undisziplinierte Denken in der Medizin« noch immer wenig Eingang. E. BLEULER hat diesem Thema eine eigene Monographie gewidmet (13).

Die Bewertung des psychischen Anteils ist schon deshalb nötig, weil es nicht gleichgültig ist, wie der Leidende eine körperliche Erkrankung, Unfallfolge oder frühkindliche Schädigung selbst verarbeitet. Inwieweit ist er gewillt und imstande, den momentanen oder chronischen Defekt zu verkraften, damit zu leben und im weitesten Sinne arbeits- und genußfähig zu bleiben?

Im Zuge einer solchen neurotisch-depressiven Überlagerung stellen sich Störungen der Gemütslage mit Beklommenheit, Antriebsschwäche, verminderter Motivation, aber auch zwanghafte Vorstellungen und Antriebe jeglichen Leistungen in den Weg. Nur zögernd erfahren wir dann von Vergewisserungszwängen, Bestätigungsbedürfnis und Wiederholungszwängen. Sie sind im Alltag lästig, werden aber ertragen und lustlos vollzogen, um die im Verweigerungsfall auftretenden schweren Angst- und Panikzustände zu vermeiden. Jemand geht fünfmal nachschauen, ob Wasserhahn und Elektroofen abgedreht sind, und weiß nicht, weshalb er das tun *muß*. Die Herkunft aus Unsicherheits- und Unzulänglichkeitsgefühl und – Unbefriedigtsein! – wird nicht erkannt und nicht angenommen, so daß diese Impulse in immer grausamerer Form wiederkehren und sich solange aufdrängen, bis ihre Forderung verstanden und erfüllt oder abgebaut ist. Ohne Therapie bleibt da nur die Trauer über das scheinbar rätselhafte Leiden an den Banalitäten des Alltags.

KLAESI sprach von der »Disharmonie der Architektur der Ausdrucksbewegungen in Fehlleistungen und Zwangsantrieben« und konnte sich dabei auf Beobachtungen von LAVATER (47) und Anregungen von KLAGES (44) stützen. Es stimmen meist die einzelnen Signale des Ausdrucksverhaltens nicht zusammen. Da gibt es den Schwächlichen mit dem forschen Auftreten, den Unterwürfigen, der die Zähne fletscht, als wollte er beißen, den Todtraurigen, der an sechs Fingern zehn goldene Ringe trägt. Die Beispiele für derartigen »Ausdruckshader« wären unendlich fortzusetzen.

Dieses Nichtzusammenpassen von Ausdrucksphänomenen ist ein wichtiges differentialdiagnostisches Leitsyndrom. Die Vermutung, daß es sich um neurotische Faktoren oder Entwicklungen handelt, wird nicht *per exclusionem* gestellt und begründet, sondern mit Bezug auf das konfliktbeladene Ausdruckssyndrom. Für die Bewertung einer neurotischen Störung und ihrer *Prognose* sowie für die Behandlung ergeben sich aus dieser Vorgehensweise erhebliche Vorteile und ein Zeitgewinn, der letztlich dem Patienten zugute kommt.

Immer und überall wird angesichts solcher unbewußter Tarnhandlungen, die sich den sogenannten Konversionssymptomen zuordnen lassen, die Frage nach ihrer Bedeutung zu stellen sein. Manches, was auf den ersten Blick unverständlich erscheint, erweist sich als sinnvolle Äußerung, wenn man die ursprüngliche krasse Aussage revidiert. So wird hinter dem Randalierer der im Grunde ängstliche Mensch, hinter dem Sexualdelinquenten ein scheuer Astheniker mit einem seiner Einbildung nach zu kleinen Penis sichtbar, und das zwanghafte blasphemische Fluchen unserer Patientin Paula (K. 1) gilt als verzweifelter Versuch, trotz ihres derangierten Vaterbildes eine Gottesbeziehung aufzubauen.

Der ringende Mensch kann nur sehr schwer loslassen. Erst wenn er lernt, die letztendliche Ohnmacht des Denkens und die Endlichkeit seines Lebens zu ertragen, ohne gleichzeitig den Mut zu dessen Fortführung zu verlieren, hat der persönliche Reifungsgrad eine höhere Stufe erreicht. Dieses Ereignis kann

Gegen das wirkliche Akzeptieren des So-Seins mit allen Mängeln und Störungen wehren wir uns im allgemeinen sehr. Wenn wir uns selbst kritisieren, herabsetzen und verurteilen, haben wir Distanz, einen gewissen Überblick und verfügen auch noch über ein Leitbild, wie wir eigentlich sein sollten. Wenn diese Projektion des Über-Ich aber zu hoch angesetzt und daher unerreichbar bleibt, ist das eine ständige Quelle neuerlicher Depression.

weder erzwungen noch in der Therapie direkt programmiert werden. Es stellt sich oft gerade dann ein, wenn es am wenigsten erwartet wird.

Verdrängung der eigenen Schwächen hingegen, die Nichtannahme des Schattens, der eigenen Abgründigkeit erscheint als die Vorstufe der manifesten Aggressivität. Sie ist es, die dem ganzen Leben jene Unausgeglichenheit beschert, die einmal als Brutalität, ein andermal als Selbstbestrafung, einmal als *destruktiv,* aber auch als *hysterisch* in Erscheinung tritt. Die Gestalt des Vaters von Isolde (K. 2) könnte dafür als typisch bezeichnet werden: Er verprügelte die ganze Familie oder belegte sie mit den wüstesten Schimpfnamen, bedrohte sie mit einer Schußwaffe. Stunden später entschuldigte er sich bei denen, die er in Angst und Schrecken versetzt hatte, erlegte sich selbst eine Buße auf und suchte Verzeihung in religiösen Übungen.

In den Bildern seiner Tochter blieb er der Unhold (Abb. 12), verbal hingegen versuchte sie kaum aufzumucken. Eine sachliche Diskussion mit ihm war lange nicht möglich. Oder der Großvater von Thomas Bernhard, den dieser in seinem Buch »Der Keller« (9) beschrieb: Er habe sich in seinem Arbeitszimmer eingeschlossen und angekündigt, er werde sich erschießen. »Tagelang wartete meine Großmutter auf den Schuß aus der Pistole, die er auf seinem Schreibtisch liegen hatte, in der Nacht unterm Kopfpolster. Sie fürchtete sich sehr. ... Ich sah gleichzeitig die entsetzliche Verrücktheit, in die sich ein Mensch wie mein Großvater verrannt haben mußte.« Er war ein wenig erfolgreicher Schriftsteller und starb im Alter eines natürlichen Todes.

Menschen, die ihre Kinder neurotisieren, tun dies meistens, weil sie selbst in ihrer Kindheit und danach viele Ängste und Qualen auszustehen hatten. Erschütternd die Erinnerungen von Thomas Bernhard, ein Extremfall, der schlaglichtartig Lebensgang und Lebenswerk erhellen mag. Aber handelt es sich nur um einen Einzelfall, nach allem, was wir von unseren Patienten nach und nach in Erfahrung bringen?

»Da mich die körperliche Züchtigung letzten Endes immer unbeeindruckt gelassen hat, versuchte sie, mich mit den fürchterlichsten Sätzen in die Knie zu zwingen, sie verletzte jedesmal meine Seele zutiefst, wenn sie zu mir sagte: "Du

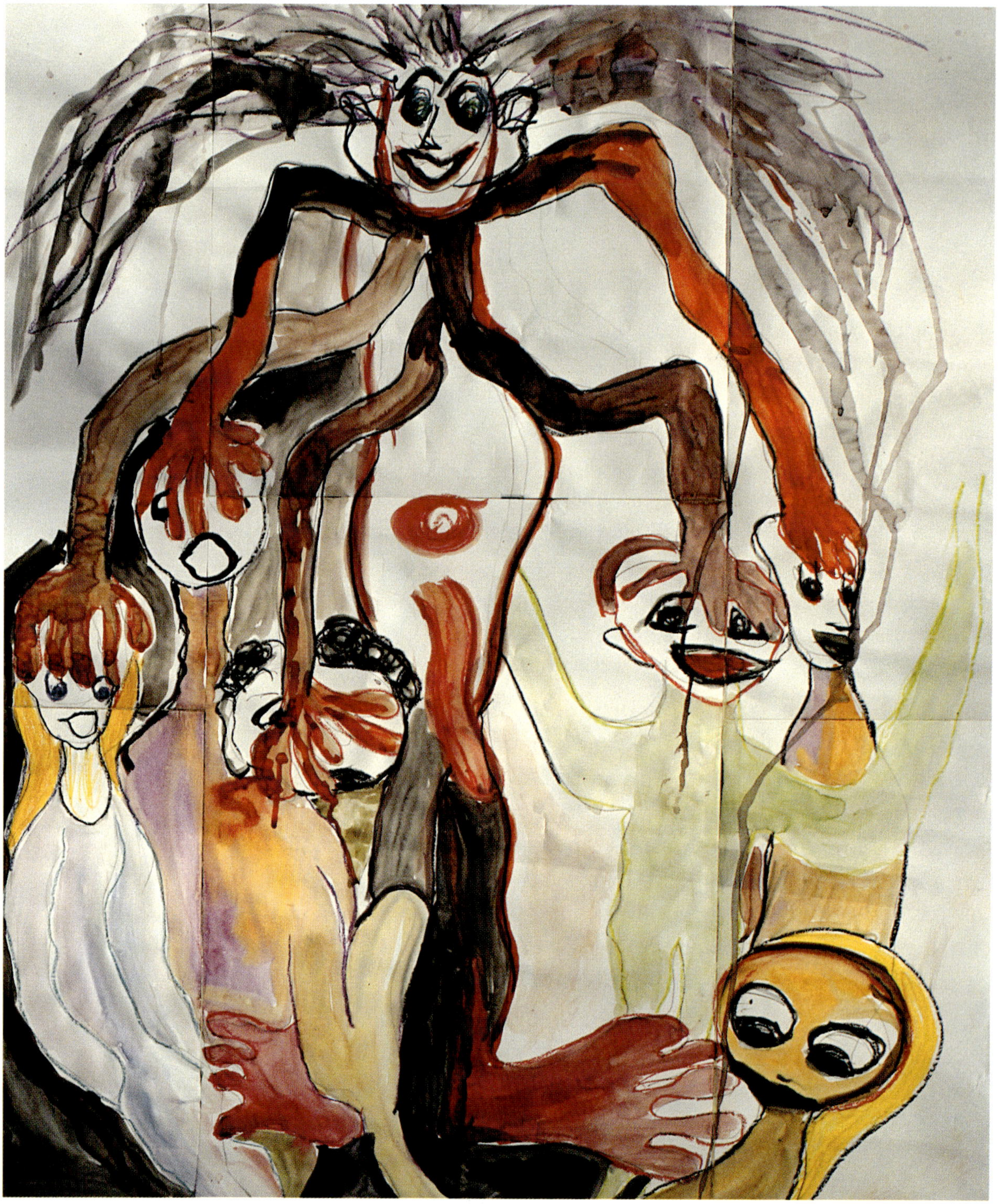

Abb. 12: »So ist meine Erinnerung: Der hyperaktive Vater, vielarmig, drückt jedem seinen Stempel auf, er lächelt triumphierend, er meint es gut mit uns. Der kleine Wurm rechts, der sich losgelöst hat, das könnte ich selbst sein, befreit zu eigenem Leben oder zum Tod?« (Isolde, K. 2). Bemerkenswert der regressive Pinselstrich, ganz im Gegensatz zum sonst geübten Stil; eben Ausdruck einer besonders schmerzhaften Betroffenheit.

Abb. 13: »Die Angst des Kindes vor Demütigung und Strafe« – »Ausgestoßen aus dem Wohnbereich, beim Fenster hinausgehalten.« (Robert, K. 3).

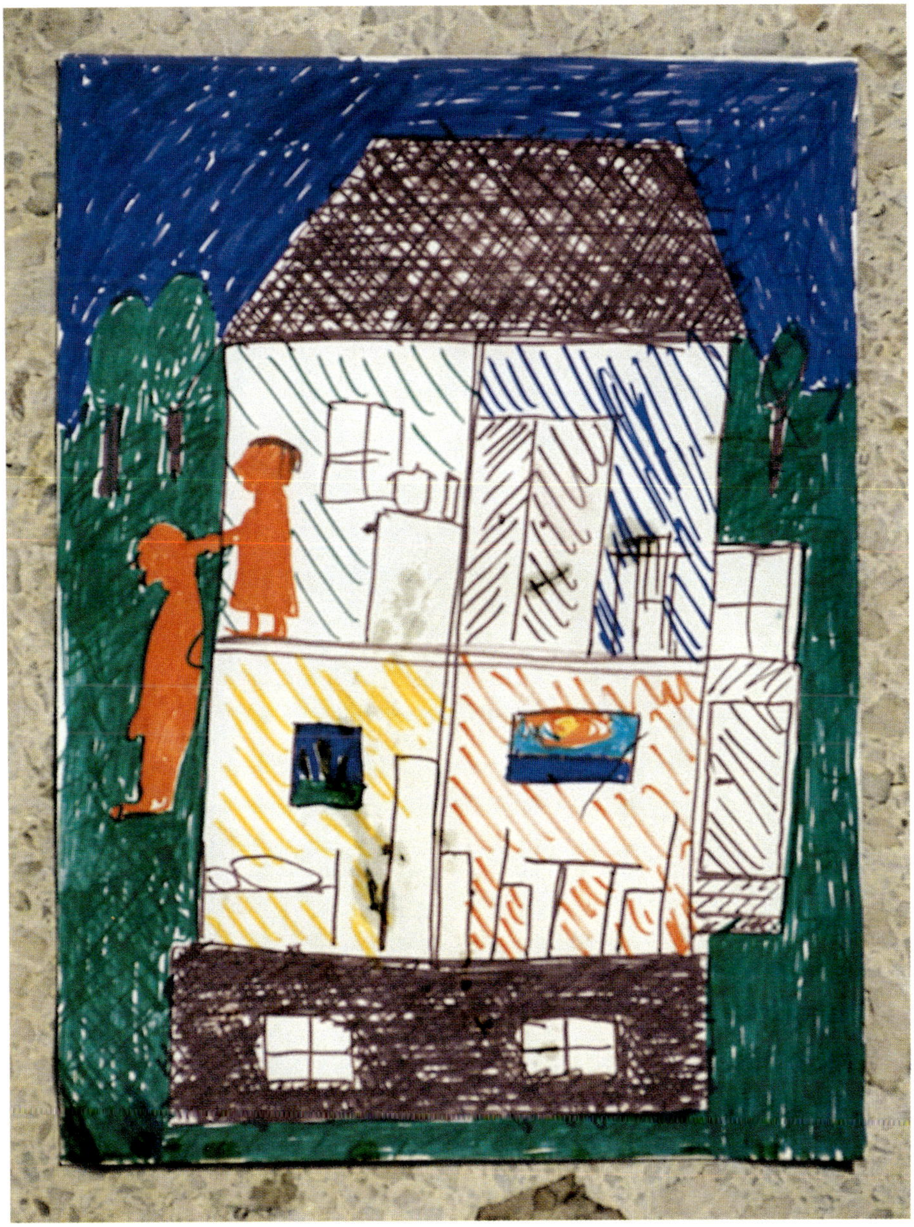

hast mir noch gefehlt oder Du bist mein ganzes Unglück, Dich soll der Teufel holen! Du hast mein Leben zerstört! Du bist ein Nichts, ich schäme mich Deiner!"... Ich fühlte ihre Liebe zu mir, gleichzeitig aber immer auch den Haß gegen meinen Vater . . . Mit teuflischen Wörtern erreichte sie ihr Ziel, daß sie Ruhe hatte, andererseits stürzte sie mich damit jedesmal in den fürchterlichsten aller Abgründe, aus welchem ich dann zeitlebens nicht mehr herausgekommen bin; in den Träumen werde ich noch heute damit gepeinigt« (10) (Abb. 13, 14). Gegenüber einer oft gehörten Vereinfachung, die Aggressivität des Kindes und

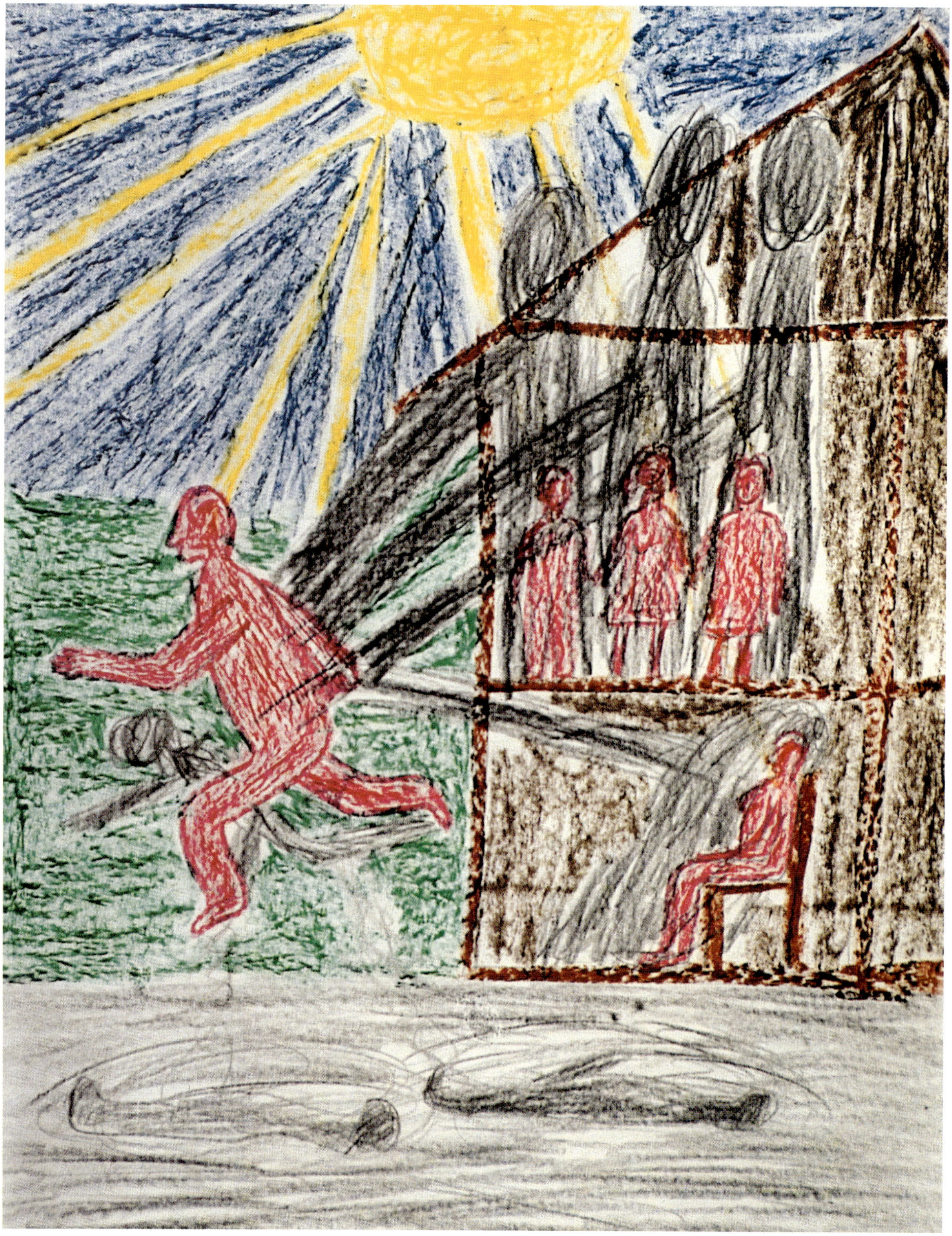

Abb. 14: »Was zuviel ist, ist zuviel. Ich flüchte, gefolgt von meinem Schatten. Die Familie bleibt behaust zurück und die Leichen im Keller . . .« (Robert, K. 3).

deren spätere Auswirkungen im Leben sei ausschließlich Antwort auf die Unterdrückung in der Erziehung, sollte man sich daran erinnern, daß auch das Kind aus einer humaneren Familie gegenüber den *Verboten* des *Alltags* mit undifferenzierter Wut reagiert. Es tut dies solange, bis es aus Erfahrung den Nutzen mancher Gebote und Verbote erkannt hat. Konflikte mit den Erziehern sind daher unvermeidlich.

Das vierte Gebot des Dekalog weist darauf hin: »Du sollst Vater und Mutter ehren, auf daß du lange lebest im Lande« (Exodus 20,12) – gebräuchliche Übersetzung: »auf daß es dir wohl ergehe auf Erden«. Stellt dieser Zusatz nicht eine Beziehung her zwischen der Selbstachtung – projiziert auf das Vater- und Mutterbild – und der daraus resultierenden Ausgeglichenheit von Ich, Über-Ich und Es? Mit anderen Worten, wer eine tragfähige Beziehung zu seinen Eltern erwirbt, wird im Leben aus einer Position der Stärke agieren und neurotische Selbstbeschädigungen weitgehend vermeiden können. Dieses *Wohlergehen* hat eine beträchtliche subjektive Seite und bringt Ausgewogenheit und Zufriedenheit mit sich, nicht zu verwechseln mit der jede Weiterentwicklung hemmenden Selbstzufriedenheit.

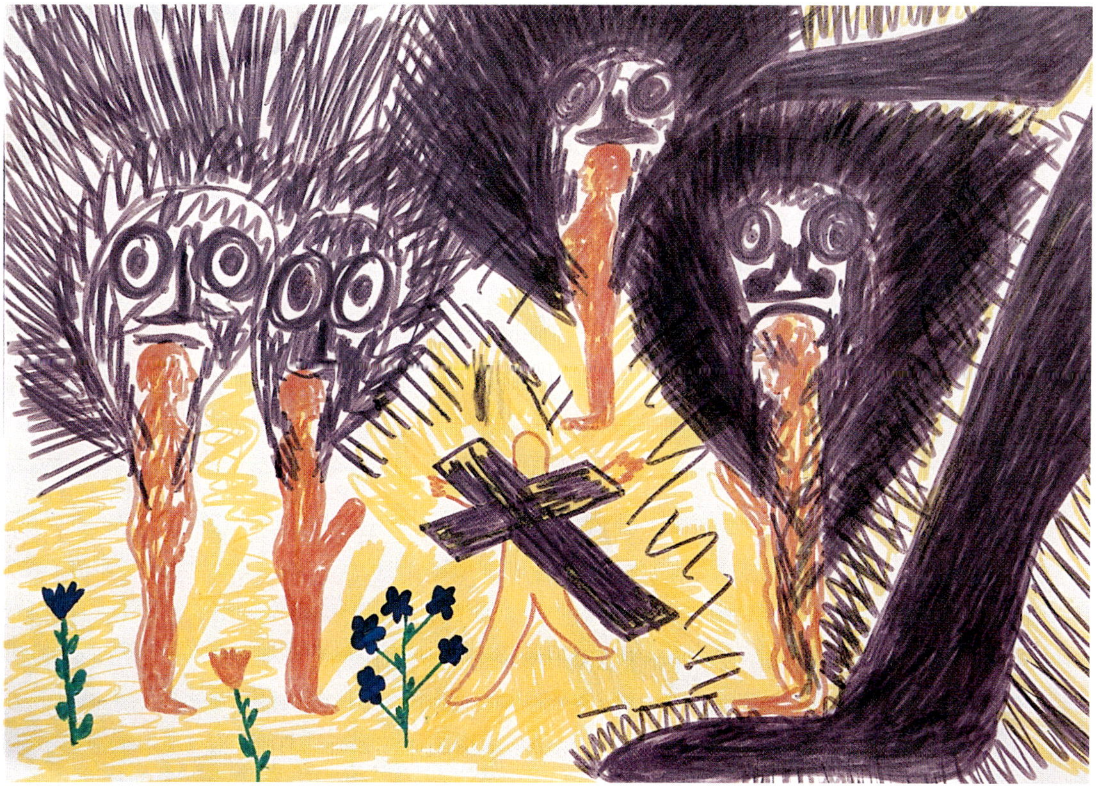

Abb. 15: »Die dämonische Familie, – links die Tochter und der Sohn, oben meine Frau, rechts das Bein meines Vaters, dessen Hand auf mir lastet. Die dunklen Fratzen sind unsere negative Ausstrahlung.« (Robert, K. 3).

Die bilderreiche Sprache der Märchen legt alle geheimen Wünsche des Menschen bloß. Wenn die gute Fee, die Botin der göttlichen Allmacht, drei Wünsche frei gibt, wird erwartet, daß man »Gesundheit, *Zufriedenheit* und das Ewige Leben« wählt. Denn auf diese Weise ist man dauerhaft und gut aufgehoben – über den Tod hinaus.

Das Ausleben von Aggressionen gegen die Eltern ist mit Sanktionen verschiedener Art belegt und dieses Verbot im Gewissen verinnerlicht. Die Quelle, von der man das Leben erhielt, kann man nicht zuschütten, und wenn sie einem noch so vergiftet vorkommt. Wir kennen die Beispiele von Auseinandersetzungen bis ins hohe Alter, selbst mit den längst Verstorbenen. Die Vater- oder Mutterbeziehung wird immer wieder reflektiert, in endlosen gedanklichen Dialogen und Bildern (Abb. 15) wie im Falle des Patienten Robert (K. 3). Die Darstellungen können nun mit jenen negativen Gefühlen ausgestattet werden, die in den entscheidenden frühen Lebensjahren entstanden sind. BETTELHEIM betont, wie wichtig es sei, dem Kind zu helfen, einen Sinnzusammenhang im Leben zu finden (11). Das Kind muß während seiner Entwicklung lernen, sich selbst immer besser zu verstehen; dann vermag es auch andere zu verstehen und schließlich befriedigende und sinnvolle Beziehungen zur Außenwelt herzustellen.

> *»Es ist charakteristisch für das Märchen, daß es ein existentielles Dilemma kurz und pointiert feststellt. Es vereinfacht die Situationen, die Gestalten sind klar gezeichnet, die Charaktere keine Ausnahmen, sondern sie werden als typisch angenommen. Das Böse ist darin so gegenwärtig wie das Gute, – so wie auch im Leben jederzeit gegenwärtig und wie der Hang zu beidem in jedem Menschen liegend.«*
>
> BETTELHEIM (11)

Märchen werden nicht zu Unrecht als Volkskunst bezeichnet. Sie gestalten dramatische Vorkommnisse aus dem menschlichen Leben mit oft überwirklichen (surrealen) Lösungs- und Erlösungsangeboten. Wenn man sich die Mühe macht, die Märchenstoffe vieler Völker vergleichend zu untersuchen, findet man das ganze kulturelle und anthropologische Erbe. Seit Jahren gibt es mehrere Serien von Märchen aus allen Teilen der Welt im Buchhandel, was sehr erfreulich und als Beweis tatsächlicher Nachfrage zu werten ist.

Unbewußtes wird gestaltet und spricht zum Unbewußten im Adressaten. In der bewußten Ebene bieten sich dem Kind Möglichkeiten, mit List und Mut und Ausdauer den Umgang mit Riesen, Hexen und Elementargewalten »zu üben«.

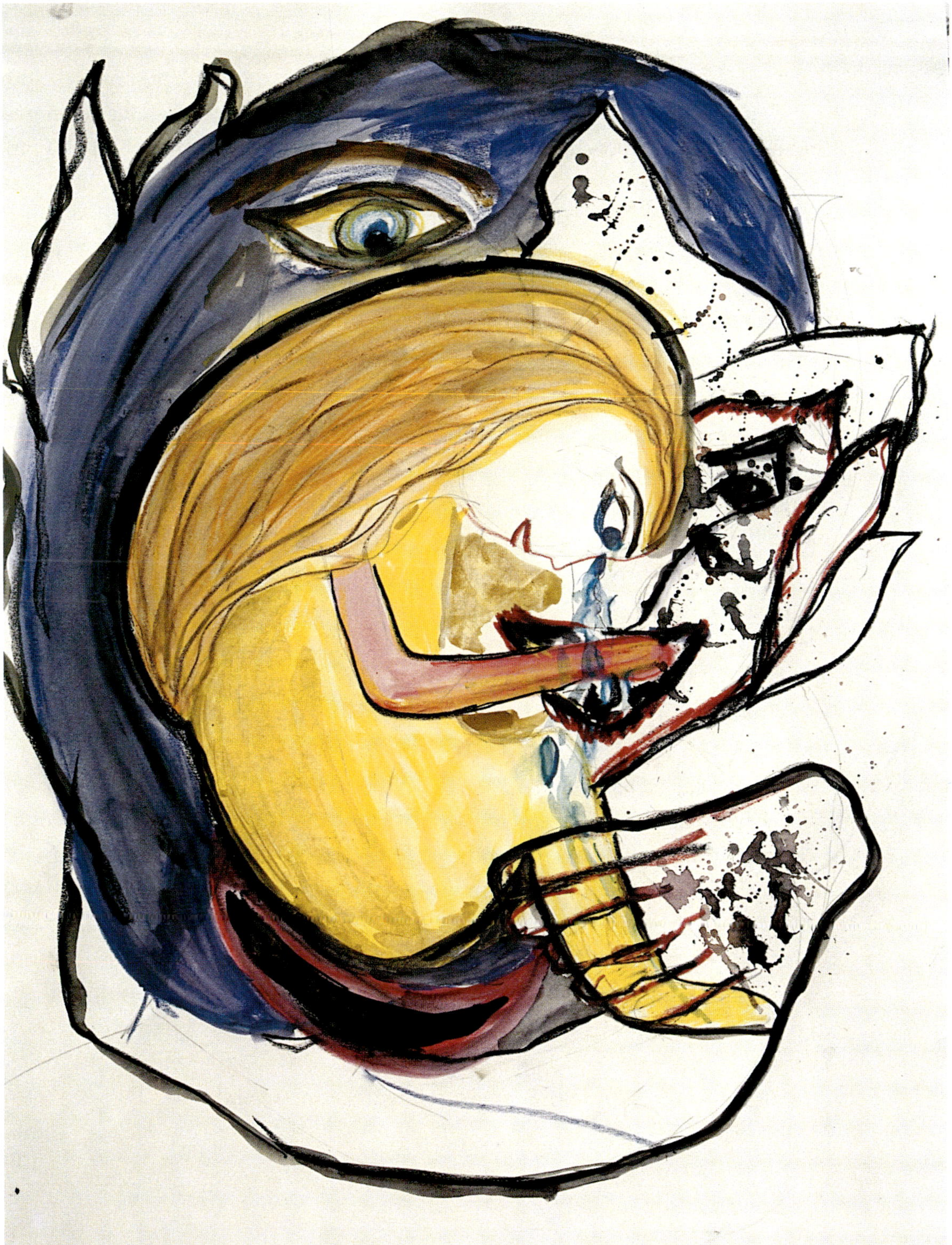

Abb. 16: Das Mädchen in embryonaler Haltung. »Dahinter der Vater, der mich umklammert, zugleich Mensch und Teufel«. (Isolde, K. 2). In dem Bild kommen latente inzestuöse Tendenzen zum Ausdruck: Der Mund des Vaters ist vulvaartig gestaltet.

Die Rolle des Schwächlichen oder des Dümmlichen, wir würden dazu sagen, des psychophysisch Retardierten, wird positiv gesehen: Er schafft es trotz Behinderung! Damit erfährt das Kind eine Ermutigung, da es sich ja zumeist selbst mit dem Helden der Geschichte identifiziert. Insgesamt werden also *kreative* Fähigkeiten angesprochen und die für das Überleben wichtige Fähigkeit zur »doppelten Buchführung« spielend erlernt. Das Kind lernt bei den Märchen auseinanderzuhalten, daß Stroh zwar nicht zu Gold gesponnen werden kann, daß sich ein Versuch aber lohnt, wenn man eine scheinbar unlösbare Aufgabe vorgesetzt bekommt.

Der Aufforderungscharakter dieser Geschichte: »Nicht verzagen! Tu etwas, dann kommt von irgendeiner Seite eine unerwartet großartige Hilfe.«

Nach RINGEL besteht eine Parallele zwischen der Kunsttherapie und den Märchen, in welchen verzauberte Personen plötzlich rückverwandelt werden, nicht ohne enormen Aufwand, geduldigem Warten und Überwindung von sagenhaften Schwierigkeiten (68). Gerade das Denken in Bildern und an Hand von Selbstverfertigtem hilft, den notwendigen Abstand zu gewinnen, dank der sinnlichen Konkordanz von Auge, Hand und Emotionen.

Isolde (K. 2) brachte eines Tages das Märchen »Das Mädchen ohne Hände« in die Therapiestunde: Es habe sie beim Lesen sehr betroffen gemacht und gehe ihr im Kopf herum. Sie werde nun versuchen, ihre Empfindungen in Worten und Bildern darzulegen, vor allem um Klarheit zu bekommen, weshalb sie so tief berührt wurde (Abb. 16, 17, 18).

Wenige Volksmärchen sind so voll Grausamkeit und Leid wie dieses, und wer die anderen kennt, weiß, daß nur wenige ohne die Begegnung mit Krankheit, Verzauberung, Armut, Gehässigkeit oder Mißgeschick auskommen. DREWERMANN erinnert daran, daß die Menschen die Lösung ihrer Lebensrätsel an der Abfolge der Mondgestalten, der Sonne und der Gestirne abzulesen versuchten (22). »Der Mond gilt in der Anschauung der Alten als ein wunderschönes Mädchen, die Tochter des himmlischen Vaters.« Bereits in den altägyptischen Totenbüchern finden sich Hinweise auf dieses symbolhafte Denken. Das Verhältnis zwischen Sonne und Mond wird als »himmlisches Paar« gedacht, das sich nur im Untergang vereinigen kann, während der Tage des Neumondes. Daran knüpfen sich verschiedene Schlußfolgerungen, wie man Ereignisse aus dem Menschenleben auf den Himmel projizieren könne.

Im Märchen vom »Mädchen ohne Hände« schlägt der Vater auf Geheiß des Teufels seiner Tochter die Hände ab, um sich selbst zu retten. Er sagt ihr aber: »Verzeih mir, was ich Böses an dir tue.« Sie erwidert: »Lieber Vater, macht mit mir, was ihr wollt, ich bin euer Kind.« Dann verläßt sie aber das Haus und läßt sich die verstümmelten Hände auf den Rücken binden. Im Garten des Königs

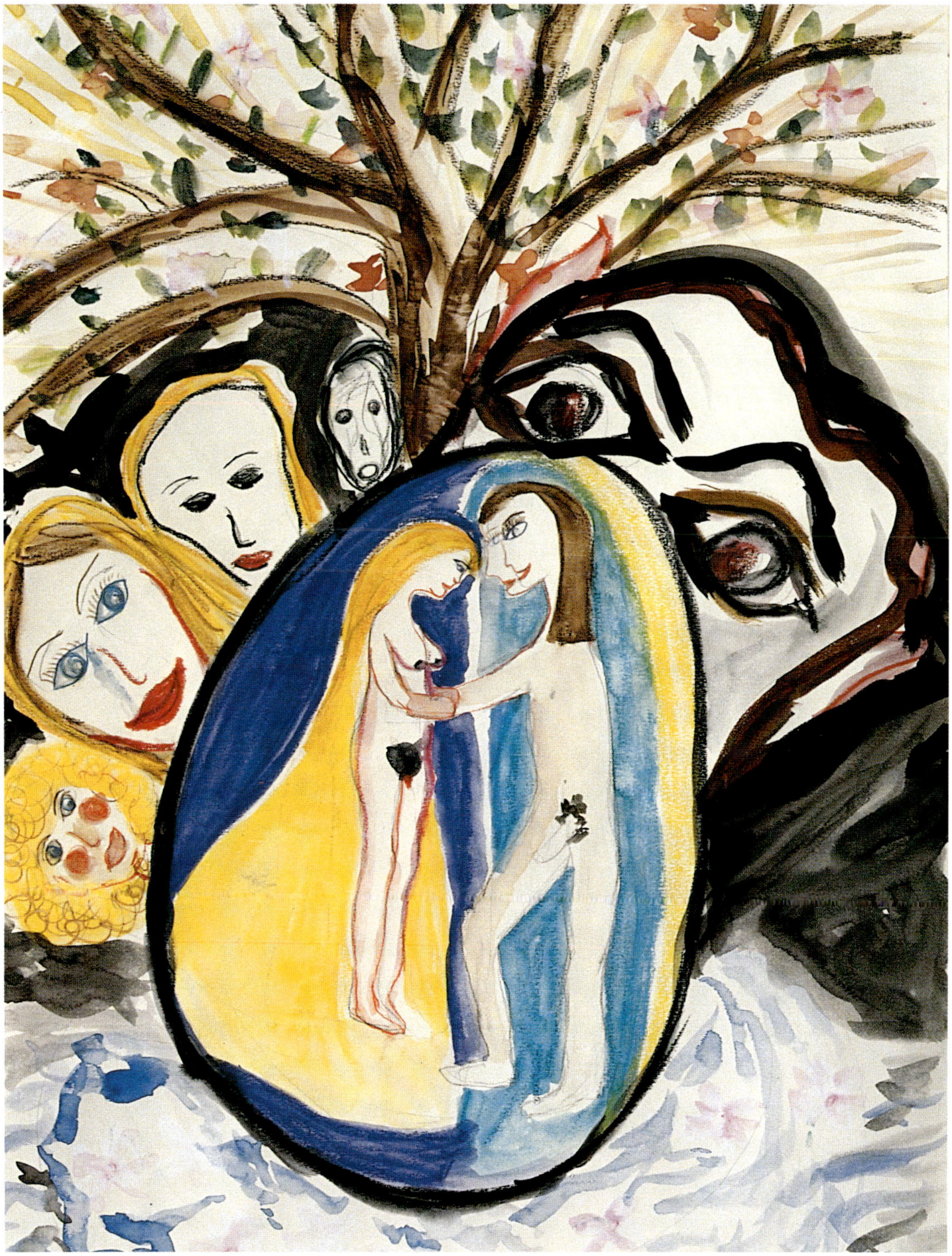

Abb. 17: »Das ist die Erlösung. Der Vater – hinten seine schrecklichen Augen – kann mir nichts mehr anhaben. Er hat meine vier Entwicklungsstadien auf dem Gewissen: Kind, junges Mädchen, verhärmte Frau, Sterbende.« (Isolde, K. 2).

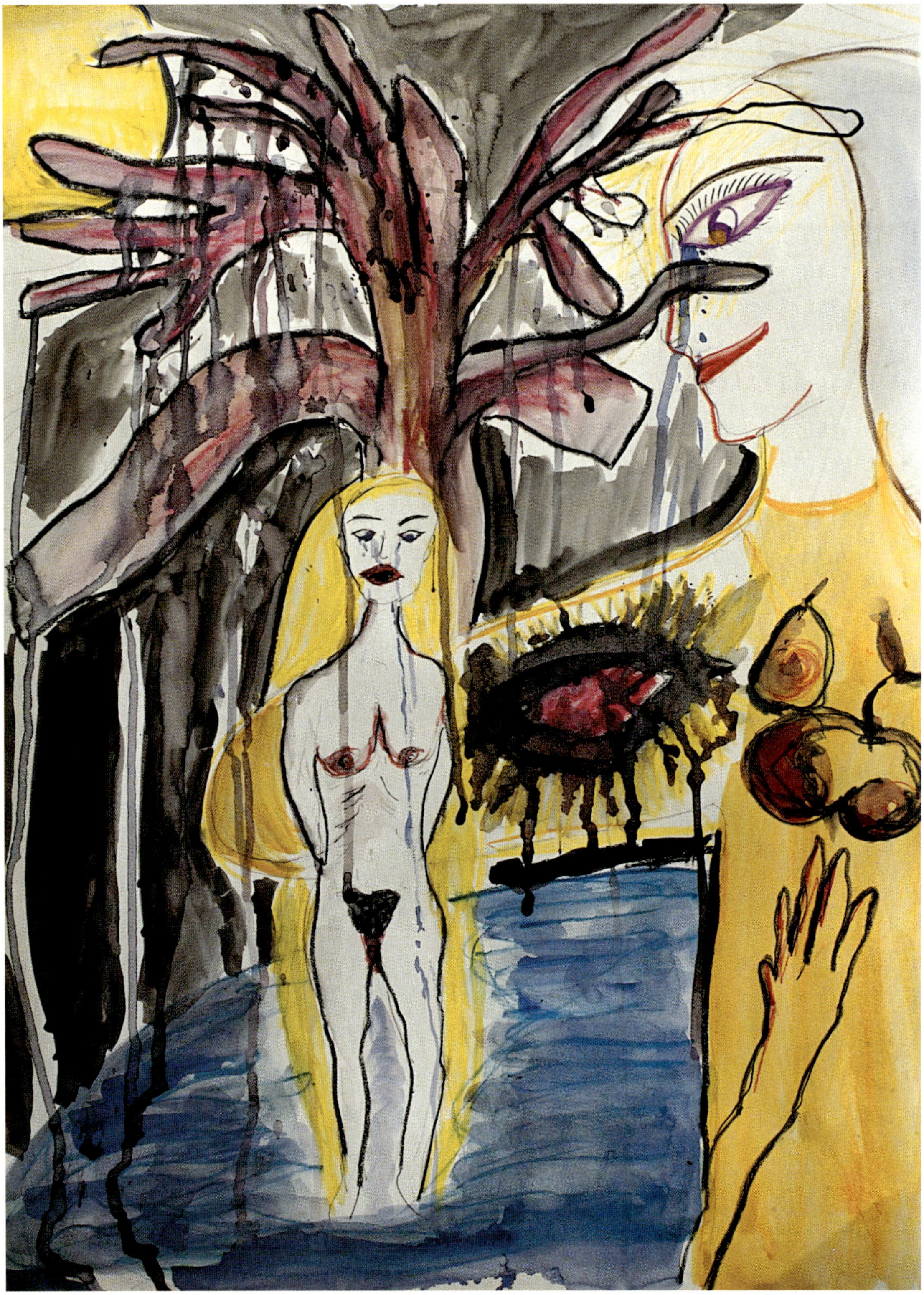

Abb. 18: »Ein Bild voll Tränen. – Der Engel hält den Arm um mich. Er sagt: Du darfst leben!« (Isolde, K. 2). Die üppigen floralen Elemente weisen daraufhin, daß die erhoffte Lebensqualität auch das Sinnliche einschließt.

zur Rede gestellt, sagte sie: »Ich bin ein armer Mensch, von allen verlassen, nur von Gott nicht.«

Die Patientin identifiziert sich mit diesem Mädchen und hat ihre eigenen Erfahrungen mit dem Vater vor Augen. Auch ihr wurden die Arme abgeschnitten, um sie in Abhängigkeit vom Elternhaus zu erhalten. Im Märchen sagt ja auch der Vater: »Ich will dich zeitlebens dafür auf das Köstlichste halten.« – Diese Deutung kam expressis verbis von der Patientin selbst. Zu diesem Zeitpunkt war sie aber noch nicht so weit, sich von Daheim abzulösen.

Eine andere Leiderfahrung war das *reinigende* Weinen des Mädchens auf die Hände, dann auf die Armstümpfe und die Feststellung »sie hatte so lange und so viel auf die Stümpfe geweint, daß sie ganz *rein* waren. Da mußte der Teufel weichen und hatte alles Recht auf sie verloren«.

Der Vater wird als zwiespältig erlebt, halb menschlich, wie es sich gehört, und halb teuflisch. Der junge König nimmt sie bei sich auf, er liebt sie, ein Kind wird gezeugt. Dann, in der Abwesenheit des Partners, bewirkt eine teuflische Intrige mit gefälschten Briefen, daß sie nochmals fliehen muß. »Geh mit deinem Kind in die weite Welt hinein und komm nie wieder zurück.« Sie findet schließlich »in einem großen Wald bei einem kleinen Haus Zuflucht. Auf dem Haus steht: Hier wohnt jeder frei!«

Sie hatte sich also auf den Weg gemacht und gelangte in eine bescheidene Freiheit. Der Partner, nachdem der Betrug durchschaut war, suchte sie verzweifelt und unter Entbehrungen sieben Jahre lang. Inzwischen waren ihr die Hände wieder nachgewachsen.

Isolde (K. 2) erlebte nach und nach unter dem Eindruck, den das Märchen vermittelte, daß es ein Haus der *Freiheit* zu *finden* gibt, die innere Ablösung vom dominanten Vater (Abb. 18). Sie gebrauchte die Formulierung: »Mein Vater meint es gut mit mir, aber er erträgt es nicht, wenn ich mir selbst etwas zum Leben herausgreife, mir selbst etwas gestalten möchte. Seine Liebe kann ich mir nur erhalten, wenn ich selbst nichts in Anspruch nehme und alles Nehmen und Zugreifen mir selbst versage. Nur als Mädchen ohne Hände bin ich eine gute Tochter, und viele Tränen garantieren meine Reinheit.«

Ab diesem spontanen Bewußtseinsakt hörte fast schlagartig die Anorexia nervosa auf, das Körpergewicht stieg von 43 allmählich auf 54 Kilogramm bei einer Größe von 170 cm. Andere Symptome wie vermehrtes Schlafbedürfnis, psychophysisch-vegetative Labilität und depressive Grundstimmung sowie Phasen der Entmutigung blieben vorläufig noch erhalten. Der Schlüssel für die bereits wesentliche Besserung war der von ihr selbst geprägte, formelhafte Satz: »Du bist berechtigt, da zu sein.«

Zeige deine Wunden . . .

Es muß dem Menschen freigestellt sein, wann und wem gegenüber er sich öffnet. Man erlebt sich gegenseitig als Träger einer *Rolle im gesellschaftlichen Zusammenspiel* und beklagt zu Recht, daß dabei das Tragen einer *Maske* nur mehr punktuelle Beziehungen aufkommen läßt und das Gefühl der Einsamkeit vermehrt. Das von der Öffentlichkeit ständig und lauthals postulierte »Geborgensein im Kollektiv« reduziert sich fast auf Null.

Isolde (K. 2) notiert: »Zum Maskenaufsetzen haben sie mich allesamt gezwungen. Denn zeigen kann ich meine Wunden nicht! Es heißt, sie zu überspielen, Sicherheit vorzutäuschen, Schein vorzugeben. Unehrlich bin ich mir selbst geworden, entferne mich von mir. – Ein früherer Therapeut verlangte von mir: Sprechen sie, schütten sie aus, ob es Freudiges oder Trauriges ist. Da wurde mir die Grenze des Sich-Mitteilen-Könnens wieder einmal voll bewußt. Und ich konnte nicht!« Sie zitiert Hermann Hesse:

»Das ist mein Leid, daß ich in allzuvielen bemalten Masken allzugut zu spielen und mich und andre allzugut zu täuschen lernte«

Das Positive daran wird oft übersehen. Es scheint dem ideologisch gestärkten Wunsch nach Echtheit und Wahrheit zu widersprechen. Die *wohlwollende* Maske, das Rollenspiel und Ritual im psychosozialen Bereich schützt die sensible Seele vor Verletzungen. Auch selbstsichere Personen tragen ihre Schutzmasken, nicht aus Ängstlichkeit selbst zu Schaden zu kommen, sondern um zu verhindern, daß sie vielleicht überschießend reagieren und jemanden dabei kränken. Ein bedeutender Professor der Psychiatrie war berühmt wegen seiner steinernen Mimik und betont langsamen Sprache und Gesten.

W. SCHURIAN, mit der Psychologie der künstlerischen Wahrnehmung befaßt, verweist eindringlich darauf, daß sich erst im späteren Kindesalter eine Differenzierung von psychisch relevanten Einzelbeobachtungen einstellt (71). Sie sei unumgänglich für die Identifikation, für die eigene Fähigkeit *Rollen anzunehmen*. Der depressive Neurotiker weist hierin deutliche Mängel auf. Er tut sich schwer, seine Zuwendung von einer Situation oder Person auf eine andere zu übertragen bzw. jeweils adäquat zu reagieren. Ein Energieschub dauert noch an, wenn das Ziel längst vorbei ist. Diskussionen werden dadurch endlos, ärgerliche Verstimmungen halten an und werden rigid in die nächste Begegnung hineingetragen, wo sie neue Konflikte erzeugen.

Es wird oft als Erleichterung empfunden, wenn viele Menschen auch ohne persönlichen Kontakt zueinander an einem Ort beisammen sind. Dieses Bedürfnis führt die Leute in Gaststätten, Discos und andere Menschenansammlungen.

Die gemeinsame Zielsetzung, auch ohne jegliche produktive Handlungsbedürfnisse, wirkt verbindend und schafft das Gefühl der Nähe. Es handelt sich dabei wenigstens teilweise um Lustgewinn durch *Strategien* gegen das *Einsamkeitsgefühl*.
Wenn man bedenkt, wieviele psychisch nach außen völlig unauffällige Menschen einen zeitweise ausgeprägten Horror vor dem Alleinsein und vor der Langeweile haben, betrachtet man die neurotisch-depressiven Faktoren im Alltag mit anderen Augen.

Das Vorkommen psychogener Verstimmungen ist jedenfalls sehr zahlreich und das Erscheinungsbild der »verborgenen Wunden« entsprechend bunt. Es reicht von überschießender Reaktion auf Ärger im Milieu, über Schulversagen, Partnerprobleme, Schwierigkeiten mit den heranwachsenden Kindern, Rollenkonflikten mit der übrigen Verwandtschaft bis zur Suizidalität. Immer ist es die *Übersteigerung*, die zum Leiden und zum eigentlichen Krankheitsgrad führt. Ein Kenner der Menschheit und der Melancholie bewertete bereits zur Zeit des Barock die potentiellen ursächlichen Faktoren *Libido* und *Machtstreben* folgendermaßen:

> *»Begierden und Ehrgeiz gleichen zwei in sich verschlungenen Fasern eines Seiles, die sich um das Herz winden. In Grenzen hält Augustinus beide für gut, aber sobald sie das rechte Maß überschreiten, werden sie verhängnisvoll. Obwohl das Begehren immer den Schein des Vergnügens mit sich führt und uns Zufriedenheit verspricht, quält es uns, sobald es in übersteigerter Form auftritt.«*
>
> R. BURTON (1577–1640) (16)

Dieser Reverend Burton erlitt das häufige Schicksal beharrlich depressiver Neurotiker. Er selbst wurde nicht ganz ernst genommen, obgleich sein 800 Seiten starkes Buch »The Anatomy of Melancholy« (16) seine Zeitgenossen faszinierte.

Der Respekt vor dem Leiden des chronischen Patienten dieser Art sollte nicht gering sein, empfindet er selbst sein Leiden doch als massiv, real und existenzgefährdend. Die Mahnung ist nicht überflüssig, denn für die Therapeuten erscheint der Patient oft als unangenehm, auch wenn sie dies nur selten zugeben. PRIEBE greift die dabei wirksame *negative Gegenübertragung* auf und gibt konkrete, brauchbare Ratschläge für die Helfer (66). Sie sollten gerade in der Kunsttherapie angewendet werden. Einer davon ist das offene *Bekenntnis*, daß der Therapeut selbst nicht frei von Unzulänglichkeit, Fehlleistungen und Ambivalenz ist.

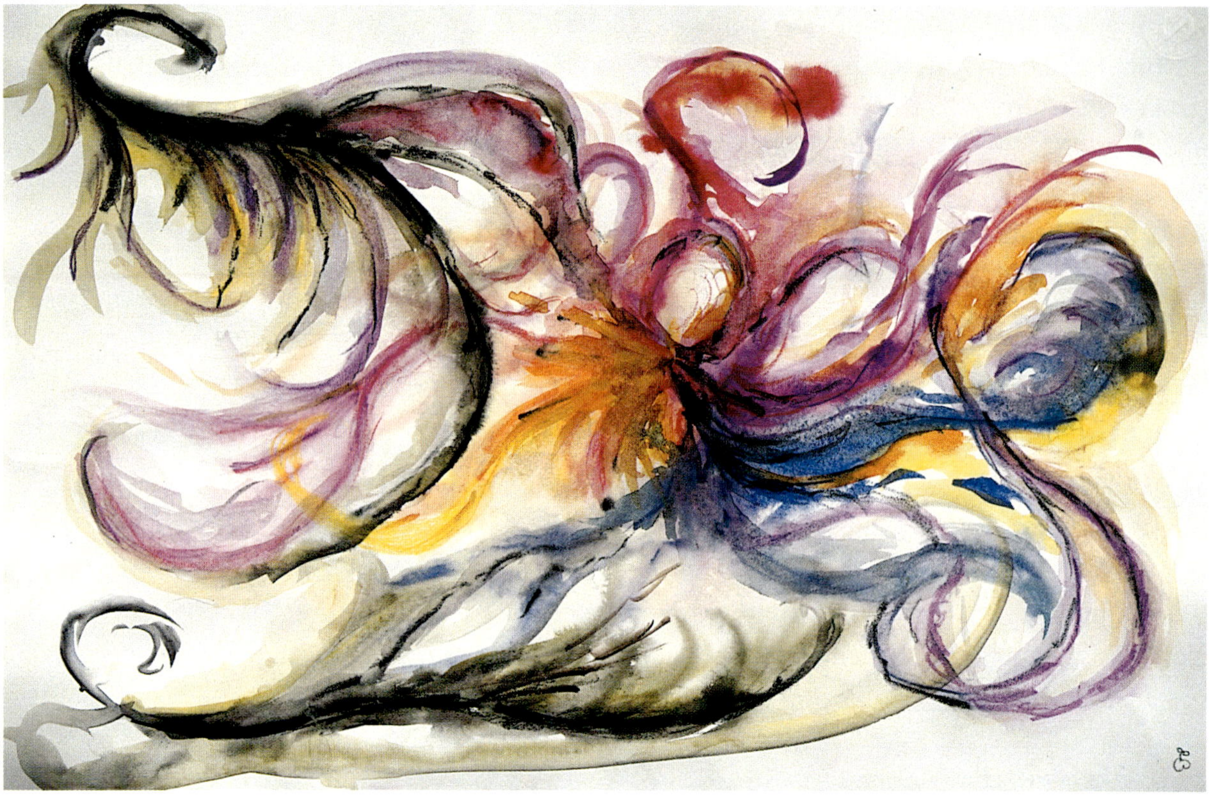

Abb. 19: »Das Leben geht weiter. In der Mitte eine tanzende Figur, das möchte ich sein. Die dunklen Schlingen schleppe ich aber mit.« (Isolde, K. 2).

Wir alle tragen gewisse neurotische Reaktionsmuster in uns, und sei es nur klammheimliche Schadenfreude, überschießendes Gekränktsein oder halbherzige Begierden. Letztere nach der klassischen Formulierung durch Karl Valentin »Mög'n tatn ma schon wolln, aber derfen hama uns net 'traut!«
Der Mensch von heute mag auch seinen Fernsehkrimi. Der dort vollzogene Totschlag oder andere Verbrechen erlauben dem Zuschauer, die eigenen aggressiven Vorstellungen und Wünsche bewußtseinsfähig zu machen. Man kann darüber sprechen. Die Greuel am Bildschirm werden detailreich aufgenommen und zum Gegenstand der eigenen Empfindungen *(Empathie)* gemacht. Dem Zuschauer wird dabei nicht voll bewußt, daß er sich selbst in die Rolle des Täters oder des Opfers hineindenkt – sadistisch oder masochistisch. Das *eigene* Aggressionspotential wird verschoben, da es mit den geltenden sozialen Regeln und der Schamschranke nicht vereinbar wäre. Die Bilder bleiben aber haften. Die von früheren Sozialpsychologen erhoffte Katharsis, der Abtransport des Aggressionsstaus, unterbleibt leider.

Der Vorwurf an den Neurotiker, seine Leidenszustände seien nicht von Dauer, sie wechselten und könnten schnell wieder fort sein, belastete ihn schwer. Der Patient litt unter der abwertenden Bezeichnung, *hysterisch* zu sein. Eine häufige Szene: Jemand leidet tage- und wochenlang an schwerer Verstimmung, schleppt sich mühsam zur Arbeit, »ohne Lust und Neugier, von Todesgedanken erfüllt« (K. 2), »voll Furcht vor allen, Angst um Frau und Kinder« (K. 3), »ohne Hoffnung, mit den Leuten zurechtzukommen, einsam und verzweifelt« (K. 4). Unvermutet wendet sich die Stimmungslage, trotz gleichgebliebener äußerer Umstände. Deshalb gibt es dann Zweifel an der Echtheit der Klagen und der Symptome sowie den Vorwurf der Simulation.

Eine tiefergreifende Ablenkung, eine aufmunternde Begegnung oder intensive Beanspruchung können den Umschlag in Interessiertheit und Leistungsfähigkeit bewirken (Abb. 19). Bekanntlich ist über die Neurotransmitter und die körpereigene Endorphinausschüttung eine Einwirkung auf die Emotionalität möglich. Dies wird von der Assoziationskette über den Thalamus zum Diencephalon gesteuert. Dank der Vorstellbarkeit einer derartigen Mobilisierung und Äquilibrierung der Neurotransmittersysteme in Analogie zu *Alarmreaktion* nach SELYE kann der Verdacht auf hysteroide, rein psychogene Verhaltensweisen in vielen Fällen entkräftet werden. Ein solcher gehobener Zustand kann Tage und Wochen andauern. Ermüdbarkeit, Schmerz, Hunger und Durst treten in den Hintergrund – z. B. auf einer Reise, die alle Aufmerksamkeit und vitale Interessen in Anspruch nimmt. Zuhause kehren die früheren Beschwerden, von Myalgie und Kopfschmerzen bis zur Depressivität wieder und damit auch der die Bezugspersonen nervende Jammer.

Grundsätzliches zur Kunsttherapie

Aus dem bisher vorgelegten Material ist ersichtlich, daß sich der Bezug zur künstlerischen Ausdrucksebene nicht auf bildnerische oder plastische Manifestationen beschränken kann und soll. Der Träger neurotischer Faktoren ist eine differenziertere Persönlichkeit, welcher die *Auswahl* der bevorzugten *Ausdrucksmöglichkeit* überlassen bleiben muß. Andernfalls gerät der Therapeut ungewollt in die Rolle des Nötigenden und Belehrenden. Es wird also nur aufgezählt bzw. angeboten, was es überhaupt an »musischen« Medien gibt. Auf diese Weise entstehen manchmal Zeichnungen oder Malereien, manchmal Gedichte oder manifestartige Blätter, brauchbar sind aber auch einfache Briefe »zur Sache«. Ebenso werden Tagebücher mitgebracht, als Dokumentation, voll der Unmittelbarkeit der dunkelsten Stunden.

Dieses literarische Material erweist sich als sehr nützlich. Hierunter sind authentische, autobiographische, kaum zensierte Aufzeichnungen (Chronik), die unter seelischem Druck – »situationsgebunden« – niedergelegt wurden.

In mehreren Fällen entwickelte sich durch das Senden solcher Papiere per Post eine »Correspondence Art Therapy« – eine Richtung, die sich seit einigen Jahren in den USA (33) aus der »Mail Art« entwickelt. Einer unserer Patienten sandte jahrelang mehrmals monatlich Ölkreidezeichnungen auf einem Schachteldeckel – Adresse und Briefmarke auf der Innenseite. Die spontane Wahl ungewöhnlicher Materialien, dazu verfremdete Adresse und fingierter Absender, boten ein weites Feld spielerischer und kreativer Ausdrucksmittel. Es wäre verfehlt gewesen, darauf Einfluß auszuüben. Der Betreffende ist inzwischen symptomfrei.

> *»Das Wesen der Therapie wie der Kunst ist die Kommunikation. Meine eigene Methode besteht darin, so passiv wie möglich zu sein. Ich versuche nie, die Arbeiten zu interpretieren. Es könnte dadurch entweder ein Malstil entstehen, der ästhetisch gefallen soll, oder Inhalte dargeboten werden, die das Interesse des Therapeuten befriedigen sollen. Der wahre Sinn der Arbeit kann nur sein, daß das produziert wird, was nach Ausdruck verlangt.«*
>
> ADAMSON (2)

Daraus geht auch hervor, daß das Ziel der Kunstpsychotherapie nicht die Produktion möglichst schöner, den zeitgenössischen Geschmack befriedigender Bilder sein kann. Sie bedient sich natürlich künstlerischer Ausdrucksmittel und meidet auch nicht die Begegnung mit Werken der etablierten Kunst, ebenso-

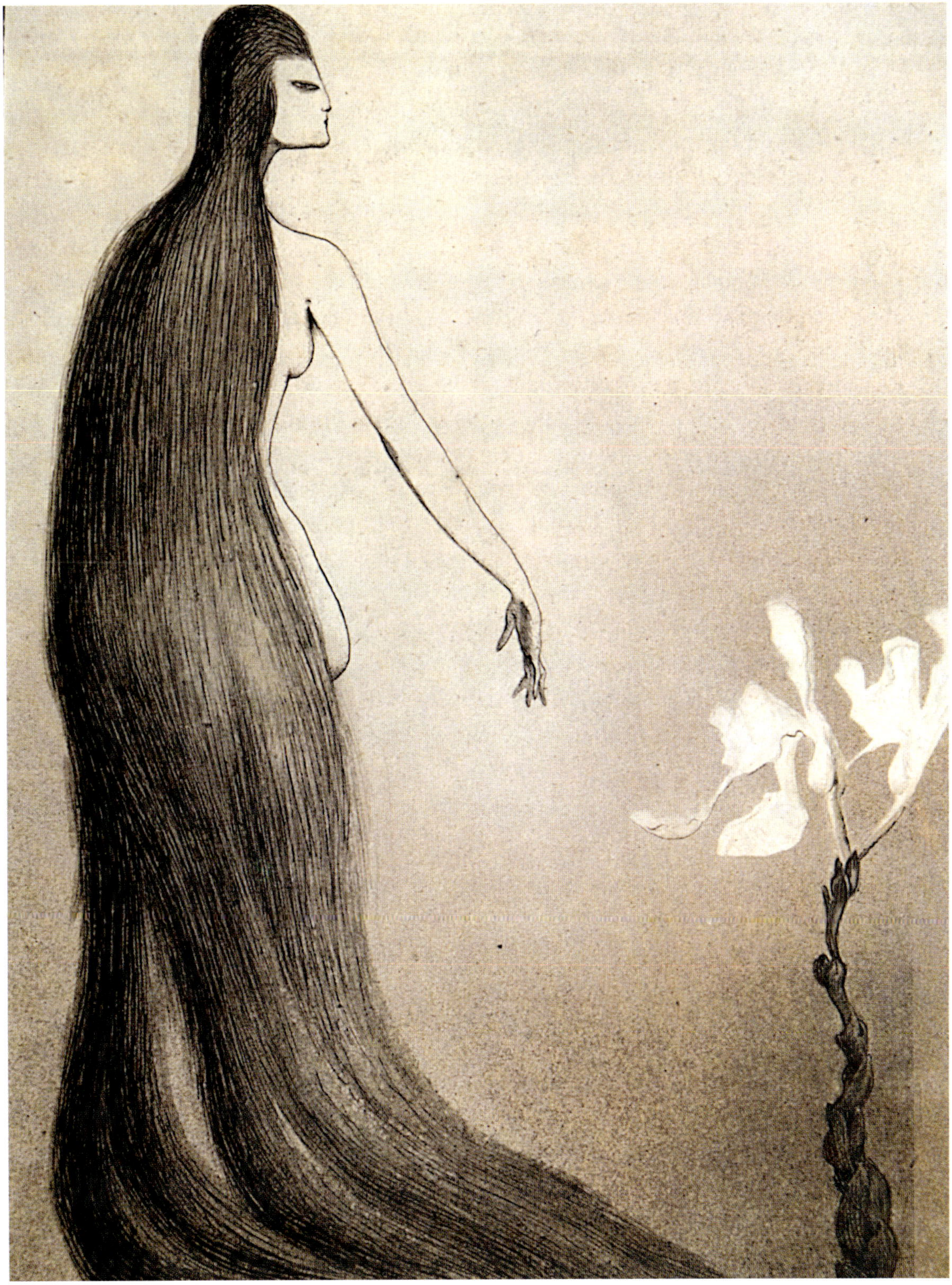

Abb. 20: »Die Haarschleppe«, 1902 von Alfred Kubin (1877–1959). Tuschfeder laviert. Oberösterreich. Landesmuseum Linz.

wenig werden Fragen der handwerklichen und ästhetischen Zuordnung gänzlich ausgeklammert. Aber im Vordergrund bleibt die Befindlichkeit des Patienten, seine Erkenntnis und sein Reifungsprozeß.

Die anderwärtig erzielten Bildnereien von künstlerischem Rang haben andere Bedeutung und sind wertvolle Dokumente für die *Erforschung* der *Kreativität* unter der Bedingung bestimmter Geisteskrankheiten. Die diesbezüglichen Bemühungen von NAVRATIL (59) haben zu der Erkenntnis beigetragen, daß selbst bei chronisch Kranken in »ausgebranntem Zustand« enorme gestalterische Fähigkeiten schlummern wie Glut unter der Asche.

Es ist notwendig, diese humanistische Grundhaltung deutlich zu machen, da sie die schöpferischen Fähigkeiten des Menschen als Postulat herausstellt. Gestaltung zielt auf die gesunderhaltende Selbstregulation des Organismus, die »heilend« eingesetzt werden kann. *Kunst* und *schöpferische Leistung* werden in den Blickpunkt gerückt als Symbol und zugleich Maßstab der ursprünglichen, persönlichkeits- und kulturbildenden Kräfte im Menschen. Bewertet wird, *daß* und *wie* etwas geschaffen wird. Daran enthüllt sich eine gelegentliche Schwachstelle der Kunsttherapie: Sie kann trotz häufig gegenteiliger Beteuerung in *werkzentrierte* Tendenzen geraten, anstelle *klientenzentriert* zu bleiben, wie es ihre Aufgabe vom ärztlichen her ist.

Hinsichtlich der Brauchbarkeit für die Therapie ist es nahezu gleichgültig, in welcher Umgebung und unter welchen materiellen Voraussetzungen der Klient ans Werk geht, wenn er die in ihm verborgenen Bilder aus sich heraus entstehen läßt.

> *»Die frei flottierende Phantasietätigkeit des primären Bewußtseinsprozesses ist realitäts- und werkunabhängig.«*
>
> MÜLLER-BRAUNSCHWEIG (51)

Gültig sind aber auch jene bildhaften Vorstellungen anderer, in denen er sich erkennt, seien es nun Gedichte oder wie im Falle Paula (K. 1) eine Zeichnung von Alfred Kubin (Abb. 20), die sie zusammen mit folgenden Zeilen vorlegt: »Dieses Blatt drückt besser aus, als ich es beschreiben kann, wie sehr sinnlich ich bin oder auch, wie ich ringe. Ich kann mich mit diesem Frauenbildnis identifizieren. Sie steht sehr entblößt da, nicht unwissend, nicht ohne Hintergedanken. Ich frage mich neugierig, wie stark ihre Fraulichkeit, ihre Geschlechtlichkeit ausgeprägt ist – die Frage bleibt offen (wie bei mir). Die Orchidee weist in die gleiche Richtung. Sowohl die Frau als auch die Pflanze haben eine lange Entwicklung hinter sich. Sie sind mir auch von daher nicht unähnlich.«

»Alle Künstler sind Neurotiker . . .«

Dieser Satz von STOECKL lautet ergänzt (73): ». . . das heißt aber nicht, daß jeder Neurotiker ein Künstler sei.« In seiner Verallgemeinerung benutzt er jenen auch von uns verwendeten weitgefaßten Neurosebegriff. Die Störbarkeit der Erlebnisverarbeitung ist ubiquitär, graduell steigerungsfähig und erst ab einer bestimmten Ausprägung mit depressiven, zwanghaften und obsessionellen Symptomen als Krankheit zu bezeichnen. Bereits im prämorbiden Stadium können die neurotischen Faktoren erkannt und gegebenenfalls Anlaß für psychagogisches Training oder psychohygienische Beratung werden.

Unbestritten ist, daß es zur Hervorbringung von künstlerischen Leistungen einer besonderen psychischen Voraussetzung und Dynamik bedarf.

PÖLDINGER weist auf die modernen Therapien der Kreativität hin, die davon ausgehen, daß sich sozusagen in der Tiefe einer Depression oder auch schon vorher neue Quellen auftun (64, 65). Der Betroffene spürt etwas, das er neu erlebt und fühlt sich sensibler, wenn auch dabei oft gequält. Die schöpferische Erregung könnte durch die psychische Erkrankung explosionsartig gesteigert werden. Künstlerische Produktionen in solchem Zustand entstehen dann nicht selten in einem Schaffensrausch mit nachfolgender Erschöpfung.

Dieser seelische Vorgang scheint beim Gesunden wie beim Kranken in seinem Ablauf analog angelegt. Wir haben für diese spezielle kreative Disposition die Bezeichnung »das Schizomorphe« in Verwendung gebracht (MÜLLER-THALHEIM, 1968). Es dürfte sich dabei um Persönlichkeitsstrukturen handeln, die ein verstärktes Ausdrucksbedürfnis, formale und physiognomisierende Kräfte mit neuen Formen und Inhalten hervorrufen. Komposition sowie Stilmittel und oft auch eine eigenständige, selbsterfundene Technik werden aus sich entwickelt (Abb. 21). Der Antrieb zum Schaffen allerdings scheint sich der *neurotischen* Dynamik zu bedienen.

Zu den mächtigsten Kräften des Individuums zählen jene, die die Erhaltung und Ausgeglichenheit der psychischen Funktionen bezwecken. Eine der Grundfunktionen ist die Differenzierung der Umwelt mittels des eigenen Machtanspruchs. Physiognomisierung bedeutet nichts anderes als Inbesitznahme. Dem Gestalteten wird die eigene Meinung, der Name gegeben und der Stempel aufgedrückt. Damit ist nach kabbalistischer Überlieferung der Herrschaftsanspruch ausgedrückt. Alles vom Menschen Gestaltete wird zum Besitz, zur geistigen Einverleibung. Es liegt daher nahe, daß die – aus welchen Gründen immer – notleidende Psyche unter gegebenen Voraussetzungen Gestaltungsversuche unternimmt. Die Psychiatrie sieht heute auch in den psychischen Symptomen ein übersteigertes Ausdrucksverhalten, also ein durchaus zielgerichtetes Geschehen. Der Sinn ist allerdings oft nicht auf Anhieb erkennbar. Man folgt dabei S. FREUD, der in der Symptombildung bei Neurosen eine »gigantische Vergrößerung und Vergröberung von Eigenschaften, die wir auch in uns finden«, erkannt hat (27).

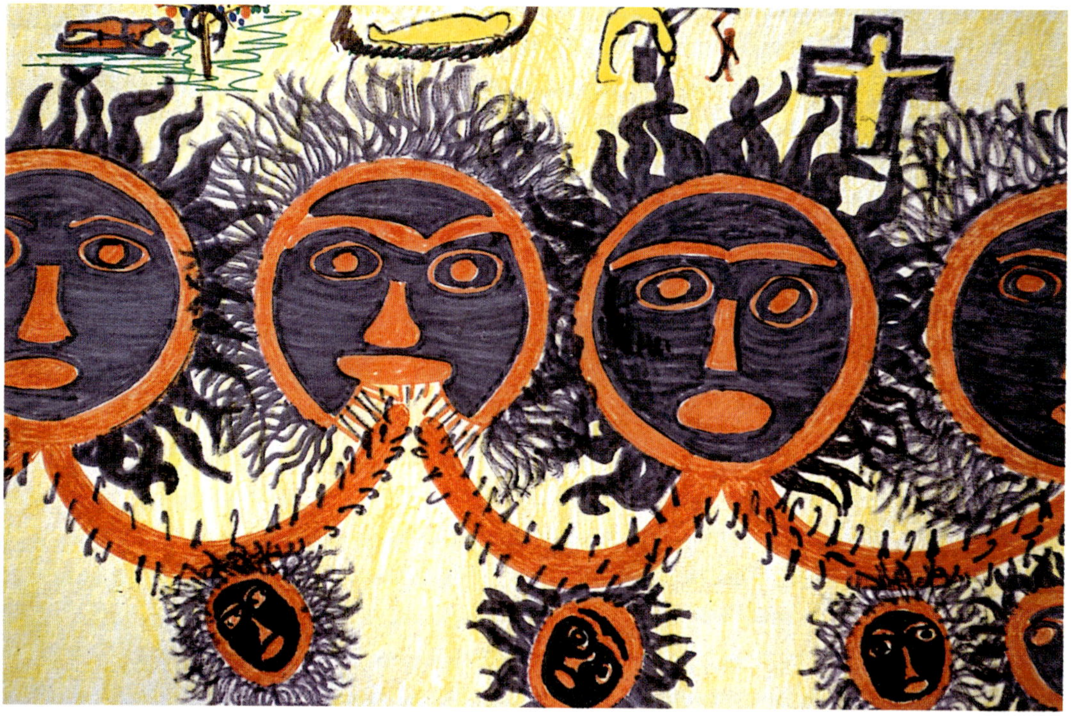

Abb. 21: »Die Dämonen des Lebens und des Todes, der Lust und der Qualen.« (Robert, K. 3).

Gerade bei den depressiven Neurosen wendet sich das dominierende Über-Ich schonungslos gegen das eigene Ich und nötigt es zu Leistungen, die dann weit über die durchschnittlichen Erfordernisse hinausgehen. Selbst erfolgreiche Künstler neigen immer wieder einmal zu depressiven Reaktionen und Selbstherabsetzung ihrer Werke, wenn sie sie an ihrem eigenen Ich-Ideal messen. Der Erfolgreiche neigt nicht selten dazu, seinen Fleiß, seine Unermüdlichkeit und vor allem den Triebverzicht als Hauptursache des Gelingens anzusehen, etwa nach dem Menzel'schen Bonmot »Genie ist 99 Prozent Transpiration und 1 Prozent Inspiration«. Nach außen hin geht der Pendelausschlag jedoch auf demonstrative Selbstachtung und prononciertes Sendungsbewußtsein. Beides hat seine Berechtigung für die psychische Homöostase.

Für die Produktivität sind diese emotionalen Spannungen immer nützlich. Wenn äußere Widerstände das konkrete Handeln behindern oder eine Sackgasse erreicht scheint, weichen die seelischen Kräfte – libidinöse Potentiale –

auf andere Ebenen aus, auch und gerade in das Reich der *Phantasie*. Es können dann erstaunliche Einfälle oder der Mut zur schonungslosen Selbstdarstellung gefunden werden.

Die *künstlerische Produktion* erscheint, wenn man nur ein wenig an der glatten Oberfläche der meisten Biographien kratzt, in ihrer Funktion auch als psychischer Regulationsvorgang erkennbar. Wenn ein Mensch von Kindheit an unter problematischen äußeren Bedingungen gelebt hat, pathogenen Einflüssen seitens der Umgebung ausgesetzt war und vielleicht noch eine erbliche Belastung im Sinne einer psychoneuropathischen Fragilität aufweist, gibt es drei Möglichkeiten für ihn: Er wird *psychosomatisch krank* oder er *bringt sich um* oder er wird *Künstler*. Das haben wir an einigen krassen Beispielen (van Gogh, Kubin, Bernhard) anderweitig dargestellt. Die Verzweiflung von Kindern brennt sich in die Seele ein. »Ich war Bettnässer . . . meine Mutter hängte täglich das nasse Leintuch mit dem gelben Fleck einmal aus diesem, dann wieder aus jenem Fenster. Zur Abschreckung sagte sie: ". . . damit alle sehen, was du bist! . . ." – Gegen diese Demütigung kam ich nicht auf «. (10).

Aus einer anderen dramatischen Kindheit und Jugend entwickelte sich der nachmalige »Altmeister der Modernen Graphik«, Alfred Kubin. Der Bericht seines Vaters ist wert, in allen Details gesehen zu werden. Er zeigt exemplarisch, was ein besorgter Vater und ein schwieriger Sohn in diesen entscheidenden Jahren *miteinander* ausgestanden haben. Mancher Leser wird sich in einem der beiden – wenigstens teilweise – wiedererkennen.

Friedrich F. Kubin (1848-1907) an seinen Bruder:

»Was ich für Alfred tun konnte und was meine Mittel erlaubten, habe ich getan, leider war es ganz umsonst. Ich gab Alfred 1887 auf das Salzburger Gymnasium. Im ersten Jahr war er ziemlich gut, im zweiten lernte er nicht mehr. Er fiel durch, verlor Schulgeldbefreiung und Stipendium. Ich nahm für monatlich 10 Gulden einen Instruktor. Kam dieser zu Alfred, so ging Alfred einfach fort, und ich habe das Geld jeden Monat gezahlt, ja hinausgeworfen, und zu Hause fehlte es auf allen Ecken und Enden.

Vom Direktor hörte ich, Alfred sei ein guter Bub, lernte aber gar nichts und sei sehr leichtsinnig. Ich wollte ihn die Klasse wiederholen lassen, er darauf: Papa, wenn Du mich repetieren lassen willst, lerne ich doch nichts. Ich will nicht im Gymnasium bleiben.

Was soll man da machen? Ich habe Alfred geprügelt, habe ihm Vorstellungen gemacht, habe ihm zugeredet wie einer kranken Kuh, das ging in das eine Ohr hinein, in dem anderen heraus. Wenn ich ihn fragte, ja was soll ich denn mit dir anfangen, blieb er mir die Antwort schuldig, denn er wußte es ebensowenig wie ich.

Im Herbst 1892 nahm ihn mein Schwager Beer, Photograph in Klagenfurt zu sich als Praktikant. Alfred erhielt Unterricht im Zeichnen und machte insgesamt sehr hübsche Fortschritte... Ich fühlte mich damals so beruhigt und zufrieden, denn ich sah Alfred für die Zukunft glänzend versorgt. Er hätte auch einmal das Geschäft dieses Onkels übernehmen können... Was habe ich ihm alles für Lehren und Vorstellungen gemacht, wenn er nur recht strebsam wäre etc.«

Vater Kubin ahnte also schon, daß in dem 17jährigen der Widerstand ungebrochen war und die Persönlichkeitsentwicklung starke Spannungen erzeugte, die noch zum Ausbruch kommen sollten.

»Er hatte also alles, was man sich wünschen könnte, genug Geld, vorzügliche Verpflegung, hübsches Zimmer, neue Kleider . . . aber auch dies ging nicht. Alfred trieb sich ganze Nächte außer Haus herum, den Tag über war er dann abgespannt, nichts ging ihm von der Hand. Er wurde auch boshaft gegenüber den Leuten im Haus, trotzdem waren diese gut und rücksichtsvoll gegen ihn.
Da auf einmal verlor er auch die Lust an seinem Beruf, kaufte sich einen Revolver, sagte, er werde sich erschießen, vorher müßten aber noch einige fallen, so daß alle vor ihm Angst bekamen.
Eines schönen Tages verschwand er mit der Äußerung, er werde sich nun erschießen. Ein Telegramm jagte damals das andere von Klagenfurt an uns und von uns dorthin, denn wir hatten keine Spur von Alfred und was mit ihm ist. Es waren zwei gräßliche Tage, die mich fast ganz grau machten« (Zell am See, 5. Januar 1897).

Kubin selbst schildert das Geschehen in seiner Autobiographie (48). Nach dem vergeblichen Versuch, sich am Grab seiner Mutter zu erschießen, »ging ich in mein elterliches Haus und wurde von meinem Vater – übrigens ohne weitere Vorwürfe – umgehend nach Klagenfurt zurückgesandt«.
Nach mehreren Mißgeschicken landete er als »verlorener Sohn« im Schwabing des fin de siècle. In der Atmosphäre der Bohemiens kann er seine eigenen kreativen Fähigkeiten ungehindert einsetzen und findet rasch Beachtung und Erfolg mit seinen Zeichnungen.

Einen ähnlichen Weg zur »heilenden« Künstlerschaft hat Vincent van Gogh beschritten. Ablösung vom Elternhaus und dem dominanten, überaus rigiden Vater. Scheitern als Verkäufer in einer Kunsthandlung (April 1876). Er lehnte die früher geschätzten Werte ab und wandte sich einem Neuen, noch Ungewissen zu, »in der brennenden Begierde, dort einzuspringen, wo die bürgerliche Gesellschaft versagt«. Welches Übermaß an durchgemachten Leiden und geläuterter Selbstsicherheit spricht aus einem seiner Briefe: »Ich bin so gewöhnt an Beleidigungen, daß sie wirklich an mir abgleiten . . . Und da ich so unempfindlich bin wie ein Pflock, so hege ich auch keinen Groll, aber ich habe wohl genug *Klarheit* und *Heiterkeit*, um darauf auf meine Art zu antworten« (Brief Nr. 52) (52), van Gogh war als Kunstschaffender enorm produktiv und erfolgreich, wenn man seine Selbsteinschätzung des Werkes berücksichtigt.

> *»Ich weiß nur zu gut, welches Ziel ich im Auge habe und bin zu fest und sicher überzeugt, daß ich après tout auf dem rechten Weg bin, wenn ich male, was ich fühle, – als daß ich mich viel darum bekümmern würde, was die Leute von mir reden.«*
>
> VAN GOGH (1888)

Der fehlende Verkaufserfolg und schließlich der Suizid können aus heutiger Sicht den Erfolg dieser »Kunsttherapie« nicht schmälern. Ich habe 1959 in einer ersten ausführlichen Darlegung der Temporallappen-Epilepsie und deren charakteristischen psychomotorischen Anfällen im Falle von van Gogh zugleich die »Annahme eines schizomorphen Zustandsbildes als einem konstitutionellen Verhaltensmuster« in einen kausalen Zusammenhang mit der innovativen Schöpferkraft des Künstlers gerückt. IN DER BEECK geht 1982 näher auf die künstlerisch überhöhten Stilmittel von van Gogh ein (39).
Von Bedeutung sind Untersuchungen an Vertretern der Weltkunstgeschichte deshalb, weil sie auch und gerade dem Psychologen vor Augen führen, daß Änderungen der Ausdrucksmittel nicht von vornherein als krankhafter Stilbruch bewertet werden dürfen. In früheren Psychographien von Künstlern wurde manchmal bedenkenlos krankgestempelt. Davon zeugen die von dem jeweiligen Zeitgeist diktierten Schizophreniediagnosen bei Vincent van Gogh, Alexandre Dumas, James Ensor, Odilon Redon, Rudolf Steiner, Alfred Kubin, Paul Klee, Amedeo Modigliani und viele andere, die als »uneinfühlbar« galten. Einige, z.B. Kubin, lachten über die Diagnose, andere, z.B. Klee, ärgerten sich darüber. Man kann daher heute vor einer schnellen psychiatrischen Etikettierung nur warnen. Sie ist für das Verständnis der schöpferischen Leistung nicht nötig. Die eigentliche Grundstruktur, die zum gestaltenden Schaffen führt, kann sich bei allen Menschen, gesunden und kranken, beim Debilen, beim Schizophrenen, beim Psychoorganiker sowie beim depressiven Neurotiker kreativ bemerkbar machen.
Für die Bewertung von Gestaltungen in der Therapie ist daher auch keine so scharfe Trennung zwischen den Produktionen von neurotischen und psychotischen Patienten erforderlich, wie sie BADER und NAVRATIL (5) empfehlen. Die Neurose rufe in bezug auf den bildnerischen Ausdruck nie »so gewaltige Veränderungen hervor wie die Psychose«. Psychose, nicht aber Neurose ver-

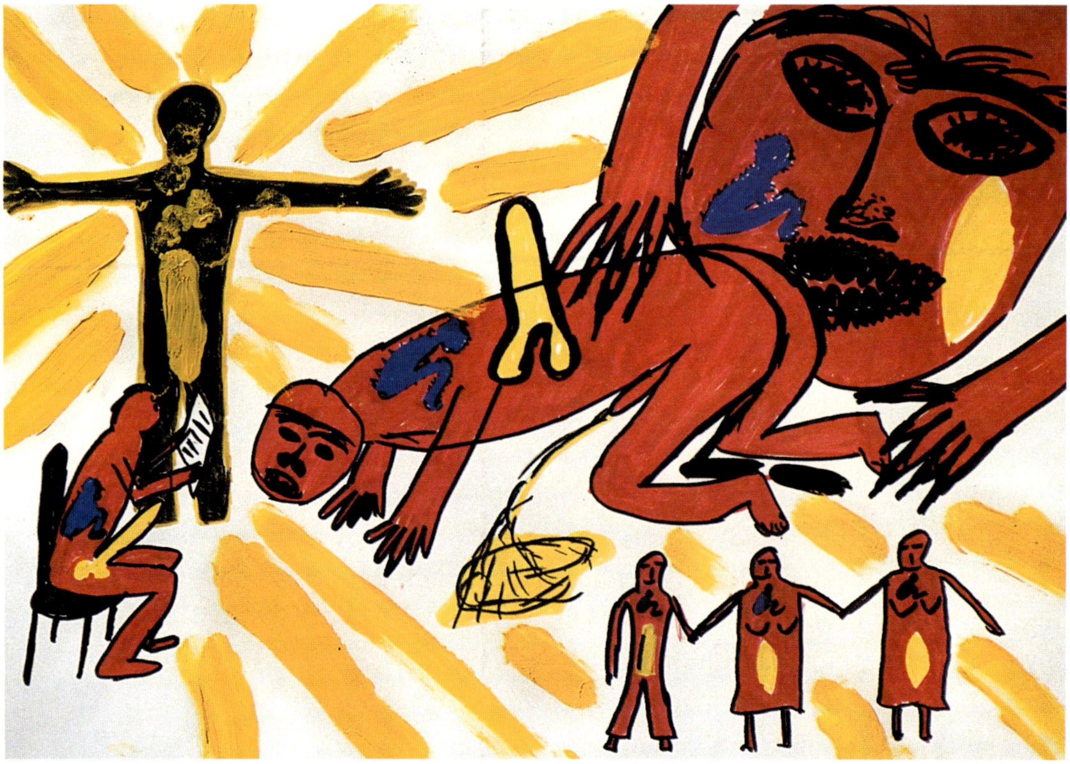

Abb. 22: Hochgespannte, triebhafte und aggressionsgeladene Stimmung – Wut, Erregung, Partner- und Identitätsprobleme (Robert, K. 3).

leihe künstlerische Potenz, da nur der Psychotiker unter Realitätsverlust leide und sich daher eine Ersatz-Wirklichkeit schaffen müsse, der Neurotiker aber lediglich seine triebhaften Wünsche und Ängste verdränge (Abb. 22). Der Realitätsverlust sei dabei sekundär als Folge der Verdrängung bei scheinbarer Anerkennung der äußeren Wirklichkeit.

Demgegenüber ist zu bemerken, daß es in einzelnen Fällen zutrifft, daß die gestalterische Erregung des Kranken so imperativ ist und tatsächlich dann eine »Privatwelt auf dem Papier« entsteht (Abb. 23). Generell wird man aber sagen können, daß bei in ausreichendem Maß vorhandener schizomorpher Grundstruktur gerade das Triebpotential des Neurotikers den Antrieb zu Höchstleistungen bewirkt. Da wir auch die Literatur als Kunstgattung zur Therapie heranziehen, sei über das beispielhafte Leben von Rainer Maria Rilke eine psychographische Bemerkung zitiert:

> *»Seine eigentliche, unendlich rührende Leistung war es, wie Münchhausen sich an seinem eigenen Haar aus dem Sumpf einer gehemmten Jugend und einer armen Sprache emporgezogen zu haben.«*
>
> DEMETZ (20)

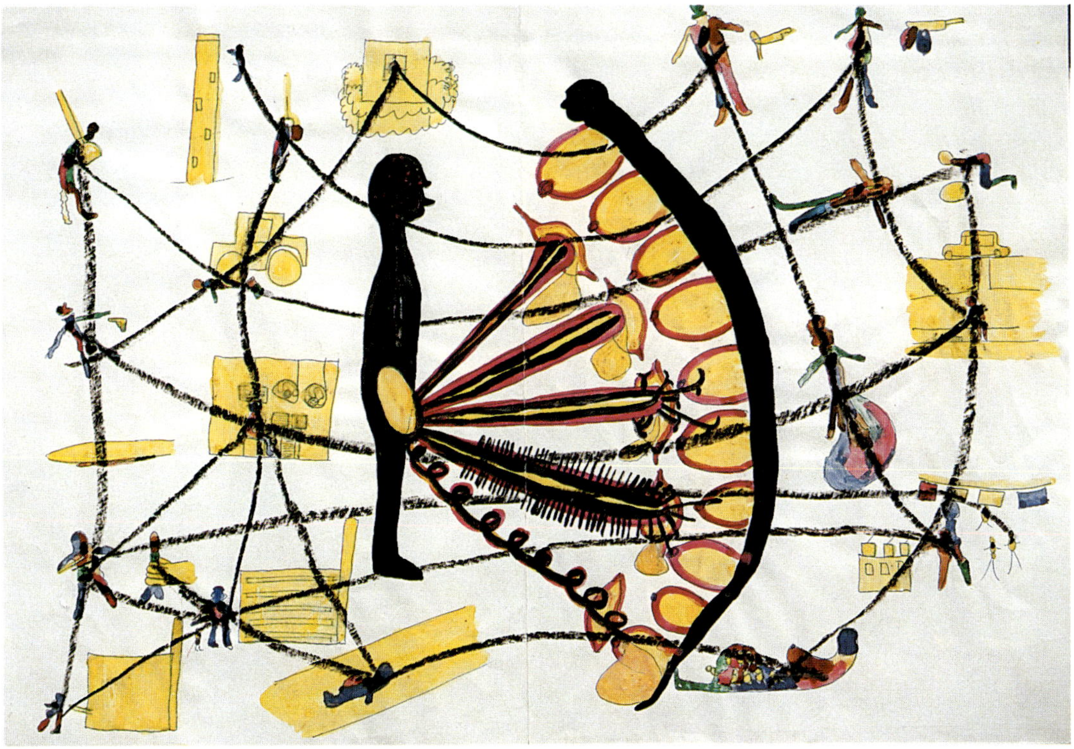

Abb. 23: »Von mir geht eine ungeheure Kraft aus. Ich möchte – wie der Hl. Georg gegen den Drachen – mit fünf verschiedenen Phalluswaffen die fünf Vulven und zehn Brüste der bösen Schlange bekämpfen.« (Robert, K. 3).

Die Muster und Facetten der Phantasie werden unter seelischem Druck mobilisiert, wobei – wie bereits beschrieben – das Über-Ich alle Register zieht, um gute und immer bessere Produktionen hervorzubringen. Gar nicht so selten ist die treibende Kraft, nicht ruhen zu können, produzieren zu *müssen*. Diese mehr oder minder zwanghafte Haltung läßt sich bis in die Frühzeit der Zivilisation zurückverfolgen. Schon Plinius d.Ä. forderte zunächst einmal für sich selbst: »nulla dies sine linea!« Dieses Zitat verdanken wir einem unserer Patienten, der sich damit von Jugend an identifizierte: als *Wahlspruch* der *Selbstkontrolle*.

Der *Schaffensrausch* entsteht, wenn der produktive Prozeß einmal in Gang gekommen ist. Zuvor regieren Angst und Horror vor dem weißen Blatt – beim Maler wie beim Autor.
Es ist die Angst vor dem Versagen, nichts zu sagen zu haben und die selbstverordnete Leistungsnorm nicht zu erfüllen. Gleichzeitig besteht auch beim Depressiven ein Wille zur Gestaltung um jeden Preis, zur imperativen Selbstverwirklichung. Bei günstigen Vorzeichen führt dies zu realen Leistungen; bei negativen kann es bedeuten, daß dieses endliche Verwirklichen die Erlösung im Tod sucht (Abb. 24). Das Leben als Gesamtkunstwerk ist gekrönt, wenn nicht

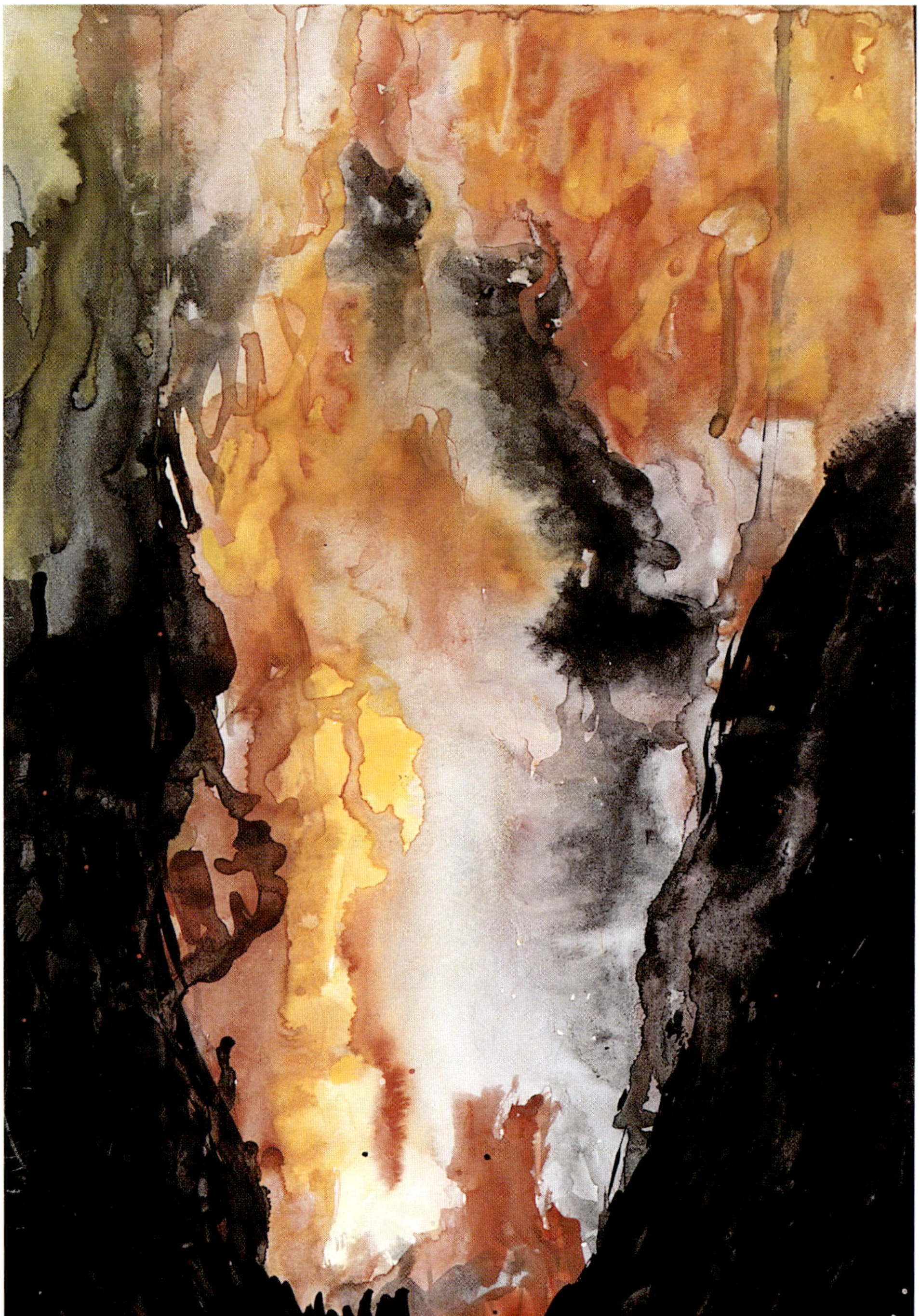

Abb. 24: Der Vulkan als Ort des Todes (vgl. »Empedokles« von Hölderlin, 1799) und zugleich Symbol einer eruptiven Triebhaftigkeit (Isolde, K. 2).

durch Geliebtwerden und Tätigsein, dann durch den Akt des »Absprunges« im Sinne von Jean AMERY: »Der eine sagt, er ersehne etwas, wisse aber nicht was, außer daß er sich wegsehne von etwas . . . der andere spricht von seinem

Hingezogensein zu Gott, er werde nach dem Tod in dessen Nähe kommen« (3). Paula (K. 1) neigt zu solchen Überlegungen und zitiert eine Stelle aus der Heiligen Schrift. »... das Sterben ist Gewinn. Soll ich weiterhin leben, so bedeutet das für mich fruchtbare Arbeit. Und so weiß ich nicht, was ich wählen soll. Es zieht mich nach beiden Seiten hin: Ich habe das Verlangen, aufgelöst zu werden und bei Christus zu sein, das wäre bei weitem das beste.« (Paulus, Philipperbrief 1,21-24)

Wenn also die Depressivität überwiegt, besteht die Gefahr einer Überflutung durch Selbstunsicherheit und Hoffnungslosigkeit, verbunden mit einer Blockierung der im Organismus immer auch vorhandenen gegensteuernden Tendenzen. Depression kann aber auch positiv als Folge unserer Fähigkeit zum Denken gesehen werden. *Vorausdenken,* sich ungünstige Entwicklungen und mißliche Situationen vorstellen zu können, bringt zwar ängstliche Sorge mit sich; bedeutet aber gleichzeitig eine lebensbewahrende Gabe der Natur, mittels Vorstellungsvermögen vorausschauend und vorbeugend Unheil zu vermeiden bzw. abzuwehren. Manche unserer Patienten leben so, leiden dabei aber wegen ihrer Ich-Schwäche reale Qualen. Es fehlt ihnen die emotionale Wendigkeit und die Fähigkeit, im Umgang mit den Mitmenschen »rechtzeitig mit Kleingeld zurückzuzahlen«, wenn eine unangenehme Situation eintritt. Sie schlucken die Kränkung, würgen daran, und »zahlen erst viel später mit großen Beträgen«. Diesen bildhaften Vergleich setzt die Familie von Robert (K. 3) im Umgang mit den heranwachsenden Kindern gerne und mit Erfolg ein.

Wer seit der frühen Kindheit unter einem schmerzlichen Mangel an liebevoller Zuwendung leidet, wird später alles tun, um diesen Mangel auf irgendeine Weise zu beheben, mit List, Gewalt oder mit *Einsatz* von *Leistungen*. So wird – von der Psychodynamik her verständlich – unersättlich Liebe begehrt, aber auch angeboten, mit Geschenken Freunde eingekauft, durch Unterwerfung Zuneigung erhofft. Die Liste der symptomhaften Verhaltensweisen ist lang. Da sie häufig nicht den gewünschten Erfolg bringen, steigt die innere Aggressivität. Eine neurotische Konstellation kann auch zu besonderen Leistungen anspornen: zu überdurchschnittlichem schulischem oder beruflichem Erfolg und zu sozialem Engagement, sei es beim Krankenpflegehilfsdienst oder im Kirchenchor. In weniger gutem Sinn entwickelt sich eine Neigung zu Extremsport oder zu anderen Aktivitäten, die zwar Selbstbeschädigungen mit sich bringen können, aber doch allgemeine *Beachtung* finden. »Einmal in der Zeitung Erwähnung finden, egal in welcher Spalte.«

Ein derartig hohes *Energiereservoir* der Persönlichkeit ruft geradezu nach einer im weitesten Sinne *psychohygienischen Kanalisierung* und gegebenenfalls therapeutischen Nutzung.

Zur Technik der Kunsttherapie

Etwas *Gestalt* annehmen zu lassen, ist heute für den Einzelnen von größerer Bedeutung als früher, da wir ständig von Reizen überschwemmt werden. Die Medien sorgen für ein unendliches Angebot von *Bildern*, überdies kann man sich kaum gegen das Gesprochene wehren. Der persönliche Bereich wird dadurch beeinträchtigt, es »vergeht einem die Neigung, sich auszudrücken«. Viele Jugendliche *leiden* an schlecht artikulierter Sprache, sie ist leise und nach innen gerichtet, so als ob damit ausgedrückt würde, »ich habe ja ohnehin nichts zu sagen und es ist egal, ob mich jemand hört oder versteht«.

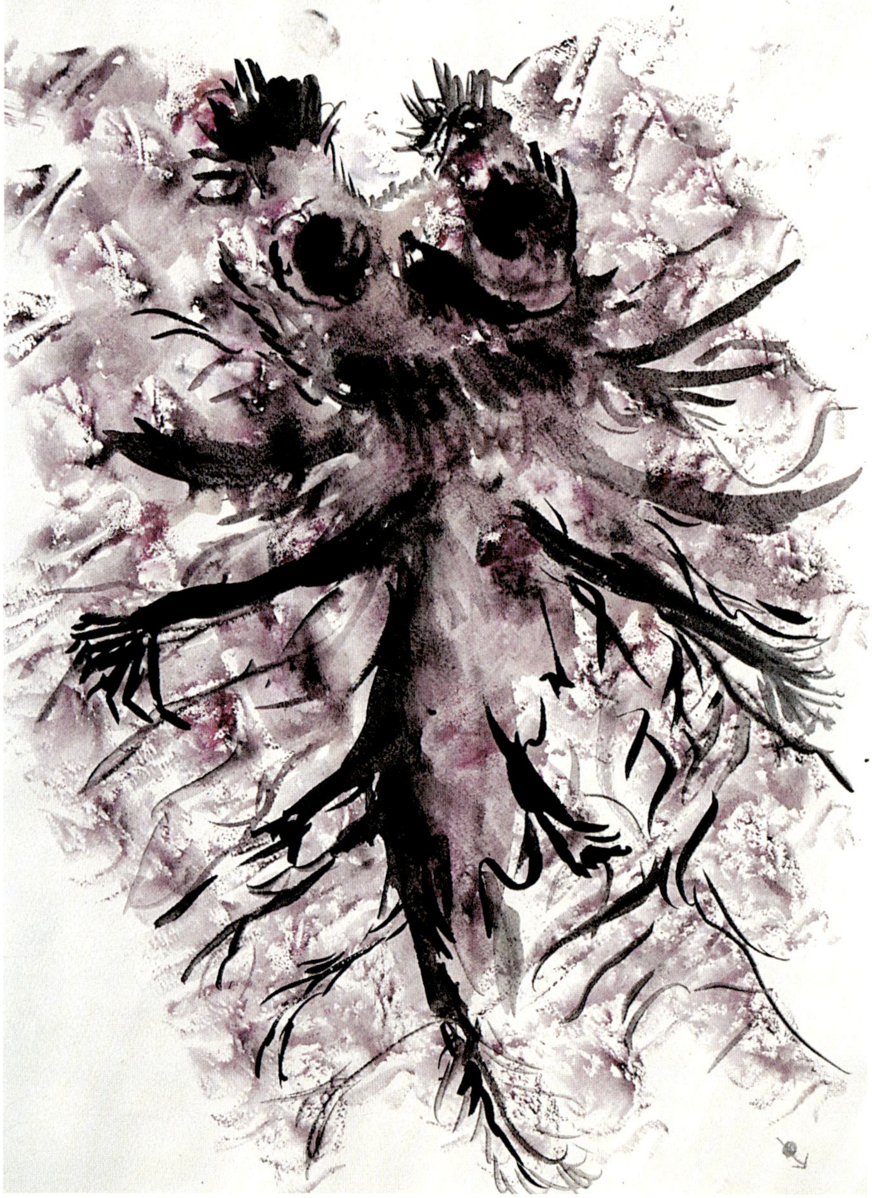

Abb. 25: Ambivalente Erscheinung: »Zugleich ein todtrauriger Teufel und der kleine Kobold in mir mit lustigen Gedanken.« (Isolde, K. 2).

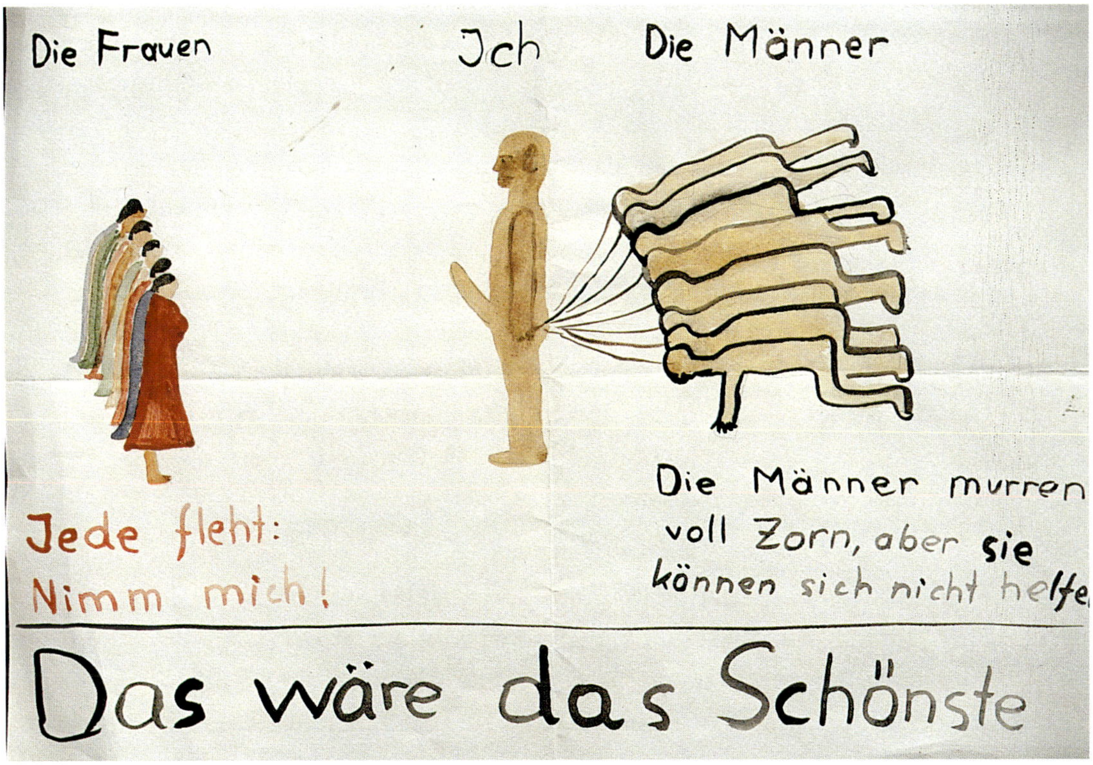
Die Frauen
Jch
Die Männer
Jede fleht:
Nimm mich!
Die Männer murren voll Zorn, aber sie können sich nicht helfe
Das wäre das Schönste

Abb. 26: Allmachtsphantasien und sexuelle Größenideen. Die »Rivalen« werden als machtlos dargestellt, aber jede Frau fleht: »Nimm mich!«. (Robert, K. 3).

Das sichtbare, vom Klienten selbst angefertigte Bild, das niedergeschriebene Wort wird so zum wirksamen Behandlungsinstrument, zur Dokumentation halb oder gänzlich unbewußter Empfindungen. Bei der bildnerischen Gestaltung können manchmal Wesen entstehen (Abb. 25), die ihrem Schöpfer Entsetzen einjagen. Diese sichtbar gewordenen Gefühle und Gedanken erschrekken so sehr, daß es zum Therapieabbruch kommen kann. Das gestalterische Überraschungsmoment, »sehen, was dabei herauskommt« (57) wirkt wie Sublimierung, überrumpelt also die pathologische Abwehr des Über-Ich. Das Triebziel kann daher ungeniert akzeptiert und in einer gesellschaftlich tolerierten Weise ausagiert werden. Der dargestellte Schrecken ist nur ein Bild.

Die Triebabfuhr wird nicht blockiert, der Klient muß sich nicht schämen. Daraus ergibt sich kein neuer intrapsychischer Konflikt, sondern eher eine positive Rückkoppelung. Robert kann seine erotischen Allmachtsphantasien noch so kraß enthüllen (Abb. 26), es bleibt beim Wunschdenken ohne dadurch provozierte Schuldgefühle.

S. FREUD bezeichnete »Kunst als sublimierte Analerotik« (27). Der hauptsächliche Antrieb zum *Malen* sei von der unbewußten Lust am Kotschmieren

abzuleiten. Folgt man dieser pointierten Aussage, so ließe sich ergänzen: *Graphik* ist dann ein Tötungsritual. Mit spitzer Feder oder Stichel werde eine lebendige Idee in eine unlebendige Wesenheit verwandelt. Tatsächlich konzentrieren sich starke Kräfte auf die Materie, um sie im Sinne des Individuums zu formen, ihr Gestalt und Namen zu geben.
Bei dieser Tätigkeit kann der Mensch seine heftigen und aversiven Impulse ausagieren und in ein bestimmtes Ordnungssystem bringen. Es entsteht eine kontrollierbare Komposition, die in jedem Stadium noch veränderbar ist und daher auch den Zwanghaften weniger ängstigt. Ist er damit unzufrieden, kann er weitermalen oder dasselbe nochmals probieren. Dabei kann eine ganze Serie entstehen. Man denke an die zahllosen thematischen Wiederholungen, z. B. bei Claude Monet, Georgio de Chirico, Horst Antes oder Ernst Reischenböck. Bilder können auch vernichtet werden, z. B. von Georges Rouault, oder übermalt, z. B. von Arnulf Rainer.

Das seelische Kräfteparallelogramm kann beeinflußt und große Energiepotentiale können gebunden und neutralisiert werden. TOKUDA wies darauf hin, daß die Autoaggressivität beim *bildenden* Gestalten offenbar besser abgeleitet werde als beim *schriftstellerischen* (75). Im verglichenen Zeitraum starben wesentlich weniger Maler durch eigene Hand als Schriftsteller.
Eine Begründung dafür könnte einerseits die unmittelbare Wahrnehmung und Kontrolle des Gestalteten mit jederzeit möglicher Vergleichbarkeit und Stapelfähigkeit sowie die hirnphysiologische Direktwirkung des Gemalten gegenüber den übersetzungsbedürftigen Schriftzeichen des Gedruckten sein: insgesamt also die größere Liberalität, der größere Freiraum. Andererseits erscheint auch die Synthese von emotionaler Freiheit und strukturiertem Ausdruck dem Über-Ich vielleicht eher akzeptabel und provoziert geringere Abwehr, die sich dann wieder in Selbstbestrafung äußern könnte.

Beängstigende Phantasien werden durch Projektion zum *Objekt*. Nach ihrer bildlichen Gestaltung werden sie gleichsam dem Tageslicht dargeboten. Es kommt aus dem vorbewußt-mythischen in den rationalen Bereich. Was zuvor nur in der Phantasie stattfand und sich weitgehend der Kontrolle entzog, kann nun auf Distanz betrachtet werden. Es verliert den obsessionellen Charakter (Abb. 27).
Diese seit Jahrtausenden geübte Darstellungspraxis – eine Art von Exorzismus – läßt sich an Hand der zahllosen monströsen und dämonischen Gebilde aus der Kunst- und Kulturgeschichte nachweisen. Darauf bin ich in »Das Phantastische in der Kunst und die Psychohygiene« ausführlich eingegangen (52). Durch solches *Gestalten* gewinnt der Mensch gegenüber den übermächtigen, beunruhi-

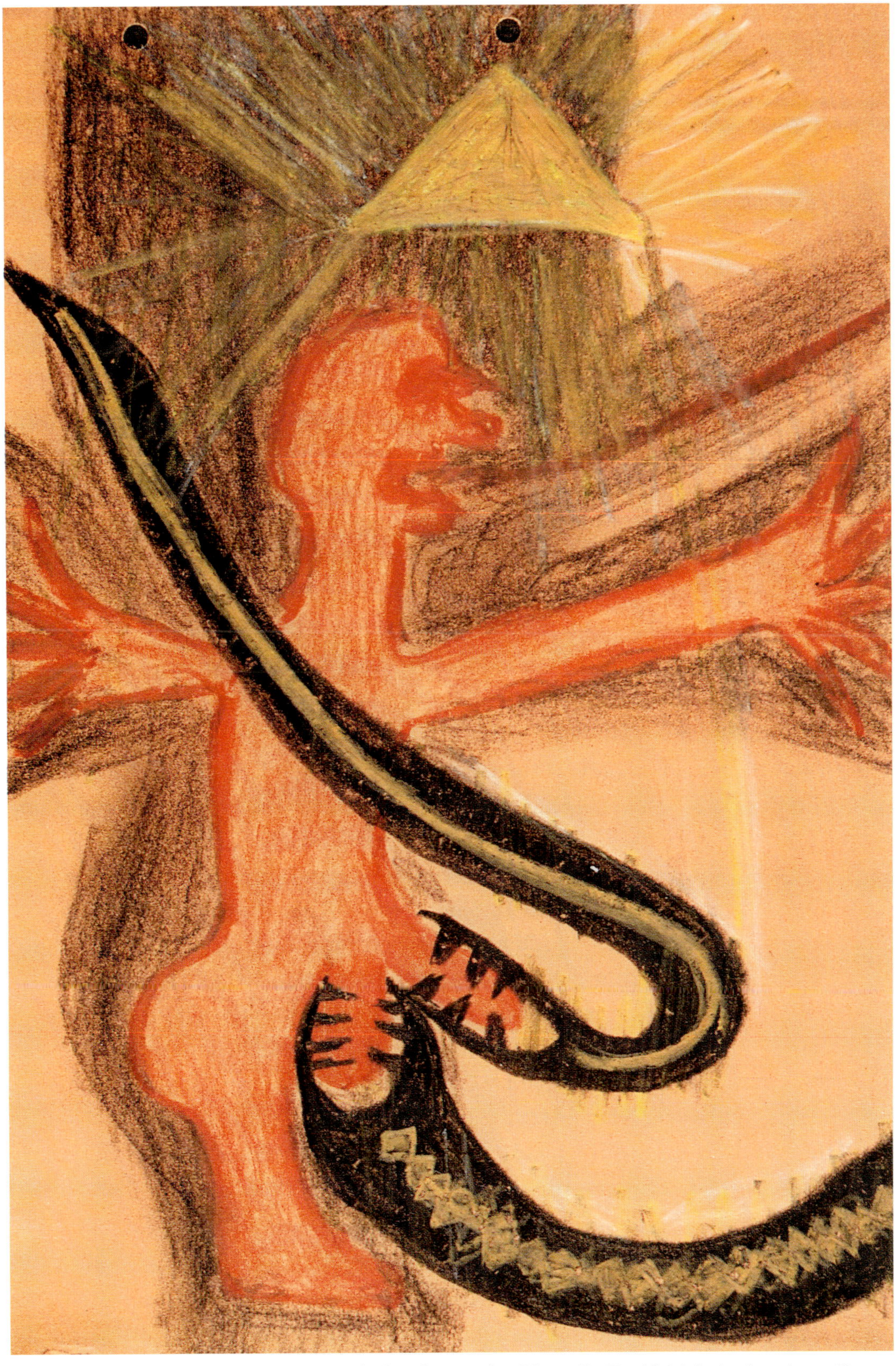

Abb. 27: »Angst vor der Kastration als Sündenstrafe. Oben die Dreifaltigkeit, das Auge Gottes strahlend, aber blind.« (Robert, K. 3)

genden Gewalten an Sicherheit und auch an Macht. Die teilbewußten bösen Kräfte haben ihn nicht mehr unter ihrem Einfluß. Wer das Bild *macht, besitzt* oder nur *betrachtet*, der kann mit der vom Bild bezeichneten inneren Wirklichkeit ohne unmittelbare Gefährdung umgehen. Auch heute können wir uns nicht ganz diesem magischen Denken entziehen.

Eine derartige Wirkung von Gestaltetem legt daher nahe, in der Kunsttherapie nicht nur das eigenständige Schaffen, sondern ebenso die Einbeziehung und Begegnung mit zeitgenössischen oder früheren künstlerischen Manifestationen zu nützen. Dieser Gedanke wurde bisher nur vereinzelt aufgegriffen (34). Flexible Rückgriffe auf Kunstbetrachtungen und Kopierversuche sind unverzichtbar. Van Gogh schätzte sein eigenes Kopieren der Werke von Rembrandt, Delacroix und Millet hoch: »Es interessiert mich enorm. Da ich gegenwärtig keine Modelle habe, wird das bewirken, daß ich das Figürliche nicht aus den Augen verliere.« Das Figürliche, das Menschliche geht wie ein roter Faden durch sein Werk. Auch NAVRATIL ließ seine Patienten Kopien versuchen und gelangte dabei zu interessanten Ergebnissen (59).

Eine Beschränkung auf Malen, Zeichnen und Modellieren würde bedeuten, auf gute Ausdrucksmöglichkeiten zu verzichten. In gleicher Weise wertvoll sind alle anderen Möglichkeiten, einschließlich der reflektierenden. In die Therapie mitgebrachtes, als bemerkenswert empfundenes Material – seien es nun Bilder von anderer Hand oder Lyrik, Zitate aus Büchern oder eigene Aufzeichnungen – verschaffen Einblick in die persönliche Resonanz, auf die verborgenen Wunden, aber auch in Veränderungen während der Therapie.

Wir sind uns dessen bewußt, daß der *andere Blick* die Notwendigkeit einer mehrdimensionalen Behandlung und gleichzeitig auch die vielfachen phänomenologischen Berührungsflächen aufzeigt. Es soll nicht heißen: *entweder* verbal, wortbezogen-analytisch *oder* nonverbal, gestaltend, sondern *sowohl – als auch!* Eine jeweils nur partielle Betrachtung der menschlichen Ausdrucksmöglichkeiten bleibt unbefriedigend. Gefragt ist die Gesamtpersönlichkeit mit ihren oft überraschenden Facetten. Das gilt für den eigenschöpferischen wie für den reflektierend verarbeitenden Umgang mit künstlerischen Erscheinungsformen.

Selbst ein Brief kann unter starker seelischer Spannung – »situationsgebunden« – geschrieben werden. GORSEN verwendet in diesem Zusammenhang den Terminus »zustandsgebundene Ausdrucksfähigkeit« und unterstreicht damit, daß der Gebrauch des Wortes Kunst nicht mehr vorurteilsfrei und ungeniert erfolgen kann (31).

Wir folgen THIES in der Auffassung und sprechen erst dann von Kunst, wenn der Urheber ein kontinuierliches Interesse an seinen Hervorbringungen hat und mit diesen imstande und bereit ist, reflektierend zu leben (74).

Bei der Kunsttherapie geht es nicht um die Kompetenz, beurteilen zu können, ob die Bilder im Einzelfall oder generell als Kunstwerke zu bezeichnen sind. Keinesfalls sollte dabei einer gewissen Eitelkeit der therapeutischen Institution gefrönt werden, bei wem entstehen die schöneren, besseren, künstlerisch wertvolleren Bilder?

Neben dem Verfehlen der therapeutischen Zielsetzung, den Patienten von seinen Symptomen wenigstens weitgehend zu befreien, kann eine dumpfe, narzißtische Grundstimmung gezüchtet werden. Noch keine Künstlerkolonie der Geschichte hatte lange Bestand.

Es geht um den Therapieerfolg zugunsten des Leidenden. In der Behandlungspraxis hat ein psychotherapeutischer Fundamentalismus keine Berechtigung. Auch die Kombination von Methoden verschiedener Herkunft untereinander oder mit Psychopharmaka ist erlaubt, in manchen Fällen ausdrücklich indiziert und für den Therapieerfolg ausschlaggebend. Die für die Evaluation einer therapeutischen Methode erforderliche Beschränkung auf dieselbe unter säuberlichen Versuchsbedingungen ist im Rahmen des *praxisbezogenen Alltags* nicht am Platz. Die Erarbeitung und Erprobung einer jeweils speziellen Richtung in der Kunsttherapie ist dabei jedoch unbestritten auch unter wissenschaftlichen Vorbehalten nötig, um ihr einen bestimmten Platz im Repertoire der Behandlungsmöglichkeiten zuzuweisen. Das Streben nach einem immer größeren Arsenal zum Zweck der Hilfe in einem weitgespannten Indikationsrahmen bleibt das hochgesteckte Ziel.

Einüben psychosozialer Werte

Bei den kunsttherapeutischen Maßnahmen scheint die Konfrontation des Ich mit verdrängten Gefühlsregungen die wichtigste Rolle einzunehmen. Dazu ist eine Katalysatoratmosphäre erforderlich, in der die Begegnung mit dem Therapeuten und dessen Angeboten möglichst angstfrei erfolgt. Die Voraussetzung für das therapeutische Konzept und eine tragfähige Beziehung ist in erster Linie das Vorhandensein eines *Leidensdruckes* sowie die grundsätzliche Bereitschaft des Patienten, für dieses Konzept eine Leistung zu erbringen. Diese Forderung ist ihm leicht verständlich zu machen, da in unserem konkreten sozialmedizinischen Tätigkeitsbereich für den Patienten *keinerlei Kosten* entstehen. Eine gewisse Übertragungssituation erscheint nützlich, darin werden vorerst die Emotionen kanalisiert.

> *»In der psychotherapeutischen Praxis hatten wir zahlreiche Patienten, denen auf die Weise geholfen werden konnte, daß ihnen neben ihrer Routinearbeit die Möglichkeit zu irgendeiner schöpferischen Tätigkeit eröffnet wurde.«*
>
> HEDRI (37)

Der Patient wird mit der Möglichkeit vertraut gemacht, seine Erlebnisse, schmerzhafte Erinnerungen, die eigenen oft verworrenen und widersprüchlichen Anschauungen darzulegen. Er lernt, seine Reaktionen und Verhaltensweisen zu sehen, manche ursächlichen Zusammenhänge zu erfassen. Der Selbstinterpretation wird dabei der Vorzug gegeben.

Im Verlauf solcher jahrelangen therapeutischen Verläufe treten die verschiedensten Belastungsproben auf, seien es nun Regressionen, negative Übertragungen mit Kritik und Abbruchstendenzen gegenüber der Therapie überhaupt, oder, wovor RINGEL besonders warnt: Der Therapeut wird zum Objekt umfunktioniert, wobei der Patient seiner habhaft zu werden versucht und die früher versäumte Liebe und Zuwendung nun von ihm erhofft. Hier heißt es wachsam sein, sonst »findet er sich selbst in der Rolle des Frosches, den die Prinzessin an die Wand schleudert, in der Hoffnung, nun werde der Erhoffte daraus«. Dieses Gleichnis aus dem Märchen zeigt einmal mehr die in diesen *alten Geschichten* versteckten Urerfahrungen von archetypischem Rang. So werden immer wieder märchenhafte Darstellungen bildnerischer oder schriftlicher Art als kaum verschlüsselte Informationen in die Therapie eingebracht. Männliche Klienten identifizieren sich manchmal mit dem Bären, mit dem, der auszog, das Grauen kennenzulernen, oder mit dem Rumpelstilzchen (»wie gut, daß niemand weiß . . .«); weibliche erkennen sich in Rapunzel, Dornröschen oder dem bereits erwähnten Mädchen ohne Hände.

Die Patienten werden so wenig wie möglich angehalten, etwas zu produzieren, sondern lediglich gefragt, ob sie schon daran gedacht haben, ihre inneren Erlebnisse zu zeichnen oder niederzuschreiben. Es werden keine Aufgaben gestellt, um nicht von vornherein jenen Leistungsdruck zu erzeugen, dem sie von ihrer Über-Ich-Instanz seit jeher ausgeliefert waren. Dabei ist immer damit zu rechnen, daß die gestörten oder deformierten Persönlichkeitsanteile in die Therapie eingebracht werden, auch jene früheren sozialen Bezüge, die immer wieder gescheitert sind. Damit sind die Voraussetzungen für das Freipräparieren durch den Patienten selbst gegeben. *Psychotherapie bedeutet Hilfe zur Selbsthilfe*, und ebenso wie in der Medizin gilt das »natura sanat«!

»Will man den Leidenden gerecht werden, kann man sich nicht bei der Psychotherapie an vorgefaßte Schemata halten.
Soll die Behandlung erfolgreich werden, muß sie notwendigerweise eine Psychotherapie ohne Dogmatismus sein.«

HEDRI (37)

Nicht die methodische Schlauheit bringt eine Konsolidierung zustande, sie schafft nur die Voraussetzungen für die Selbstregulierungskräfte, damit sie wieder oder überhaupt erstmals richtig im Hinblick auf die Daseinsbewältigung funktionieren.

In der gestaltungsfördernden Atmosphäre vermeiden wir seit jeher jede einseitige Nötigung. Die Formulierung lautet: Wir arbeiten nun gemeinsam an etwas, verwenden Zeit darauf, was immer auch daraus wird. Gemeint ist damit der gemeinsam erarbeitete Therapieerfolg, die angebahnte Nachreifung. WASER nennt das »kreative Triangulierung« (76), diesen wechselseitig bewußten und unbewußten Austauschprozeß, mit Ausrichtung auf gestaltendes Erleben in einer fördernden Atmosphäre. Alles dient zur *Unterstützung* der *Ich-Funktionen* im Kampf gegen störende Triebansprüche und gegen das oft als lästig empfundene Über-Ich mit seinen Nötigungen über die *Verstandesebene* und *irrationale* Schuldgefühle, über nachhängende Zweifel und Verdammungen.

Quälende Vorstellungen, z. B. im Fall der Patientin Anna (K. 5) von der »wandelnden Glocke«, die über das Feld gewackelt kommt und Säumige zur Sonntagsmesse holt (aus einer Ballade von Goethe), bleiben ein Leben lang wirksam. Sie nötigen dann zur *zwanghaften* Erfüllung wirklicher und vermeintlicher Pflichten. Dazu kommen depressive Verstimmungen, da sie die Unangemessenheit ihres Verhaltens längst einsehen. Wenn die anankastische Forderung nicht erfüllt wird, kommt es zu schweren Angstzuständen.

Bilder können allerdings auch wie Symbole behandelt werden. Man kann ehrerbietig damit umgehen oder sie beschmutzen, was dann einer Identifikation oder eben einer Ablehnung bestimmter Anteile ihrer Aussage gleichkommt. Auf solche Weise wird im kunsttherapeutischen Tun die projizierte Realität zensiert. Von solcher Art sind die Voraussetzungen für eine Arbeit *an sich selbst*. Erlernbar anhand der produzierten Bilder sind alle Bestrebungen, die Ich-Grenzen zu erweitern, beginnend bei der Verbesserung der Ausdauer, Anhebung der Frustrationstoleranz und der Selbstkritik bis hin zum Wecken der wichtigen Selbstironie. KRAMER sieht in dieser durchaus narzißtischen Symbolwelt eine positive Leistung der Bildnerei, die dem Bedürfnis ihres Schöpfers entspringt und seine Anliegen dokumentiert (45).

Wir benützen diese dialogische Erfahrung (77), wo sich Unzufriedenheit mit dem Geschaffenen und bestärkende Einflüsse gegenüberstehen, und vermeiden es, Wertschätzung oder Kritik zu äußern. Während des dialogischen Prozesses soll nicht von außen Partei ergriffen oder auch nur dieser Anschein geweckt werden. Er vollzieht sich kaum jemals linear, sondern in einem manchmal stürmischen Auf und Ab. Immer wieder bieten sich dabei Gelegenheiten zu Regression auf frühkindliche Verhaltensweisen, die den Prozeß dann vorübergehend unterbrechen und kurzfristigen Lustgewinn suchen, z. B. durch einen Zerstörungsakt, hysteroide Exazerbation, Wut oder Tränen.

Die Hoffnung auf schließliche Problemlösung und Erlösung findet sich transkulturell dokumentiert in den Märchen der Völker. Da ist es vor allem die weltweit verbreitete Geschichte vom Schatz im Berg, der sich unter bestimmten Umständen – meist dem der reinen Herzens ist – öffnet. Wenn jener aber die falschen Kleinodien wählt oder sonst einen Fehler macht, verwandelt sich der Schatz in seinen Händen in Kot. Das Gold und die Juwelen stellen das Erstrebenswerte für ein ganzes Leben dar, aber unter verfehlten Voraussetzungen wird der ersehnte Erfolg zu Dreck. Mancher depressive Neurotiker vergleicht gewisse Erlebnisse in seinem Dasein mit dieser Parabel.

Die Kunsttherapie gilt nach FRANZKE auch als ein Probehandeln, als Versuch, mit Geschick und persönlichem Einsatz und frei flottierender Phantasie eine »innere Realität« und eine »kontrollierte Regression« in Einklang zu bringen (29). Denn nicht nur der psychotische Patient schafft sich aus innerem Bedürfnis eine bildnerische oder literarische »Privatwelt«. Auch hier, an der früher scharf gezogenen Grenze, sind die Überschneidungen nach beiden Seiten erkennbar. Einschränkend meint NAVRATIL, beim Neurotiker können aufgrund der gegenüber Schizophrenen geringeren zentralnervösen Erregung die normalen Konstanten des Erlebens und Verhaltens beibehalten werden (59). Darin sehen wir keinen Nachteil.

Als Ziel der Kunsttherapie kann realistischerweise und in kluger Bescheidung das *Bewußtwerden* verdrängter Denkinhalte und die Entspannung der Affektlage gelten. Durch den Zugewinn an Ich-Funktionen bessert sich gewöhnlich auch die *soziale Integration.* Das ist gerade beim chronisch depressiv gestimmten Menschen in einer fortbestehend pathogenen Umwelt von großer Wichtigkeit. Nur selten folgen Bezugspersonen aus der Umgebung des Patienten, die dieser bisher und weiterhin als bedrohlich und beängstigend empfindet, einer Einladung zur Teilnahme an der Therapie. In vielen Fällen, wo es sich z. B. um Vorgesetzte oder betagte Eltern handelt, fehlen dazu oft die Voraussetzungen.

> *»In gewisser Hinsicht ist die Neurose für die künstlerische Gestaltung allerdings von Wert insofern als die verborgenen Wünsche, Triebe, Ängste und inneren Konflikte eben die Gestaltung auslösen können, ja mehr noch, sie sind das psychologische Material, das in der Kunst gestaltet wird.*
> *Dieses gleiche Material wird auch durch das schizophrene Symptom geformt. Ohne neurotische Konflikte würde es weder Kunst noch Psychosen geben.«*
>
> NAVRATIL (59)

Wenn die Kunsttherapie ohne Vorauslese jeden zur Gestaltung willigen Patienten annimmt und sich der vom Patienten selbst vorgeschlagenen oder vorgezogenen Ausdrucksmittel bedient, kann sie sich anderen psychotherapeutischen Techniken sogar überlegen erweisen. Dies wird um so eher der Fall sein, wenn anderweitig engere Eignungskriterien bzw. wegen der Kapazitätsgrenzen längere Wartelisten in Kauf zu nehmen wären. Da die von uns durchgeführte Therapie – in Einzel- oder Gruppenarbeit – die wesentliche Rolle dem Klienten überläßt, besteht eigentlich nur die Schwierigkeit, einen Therapieabbruch von Seiten des Patienten zu vermeiden.

Über die Erfolgsbewertung wäre zu sagen, daß es in den hier vorgestellten sieben Fällen, die einem mittleren bis höheren Schweregrad depressiver Neurosen entsprechen, gelungen ist, die Patienten weitgehend von den in der Gemeinschaft und im Berufsleben ruinösen Symptomen zu befreien. Die einzelnen Verläufe werden im Anschluß detailliert vorgestellt. Es mag vielleicht nicht der Methode zuzuschreiben sein, verdient aber doch der Erwähnung, daß wir in knapp 30 Jahren bei rund 60 einschlägig (neurotisch depressiv) Erkrankten *während der Therapie* keinen einzigen durch Suizid verloren haben. Dies ist deshalb so bedeutend, da in der Mehrzahl der Fälle von »Mord und Totschlag« zumindest die Rede war. Längere Zeit *nach Abbruch* der Behandlung starben drei Klienten von eigener Hand.

Kasuistik

K. 1: *Paula,* geboren 1941, aus ärmlichen Verhältnissen. Vater Kleinlandwirt, Alkoholiker. Sechstes von sieben Kindern. Braves Kind, aber unberechenbar und störrisch. Asthenischer Habitus bis heute. Tod des Vaters, als sie vier Jahre alt war.

»Mit der Mutter verstand ich mich nie. Erst als sie starb, ich war damals 27 Jahre, kam eine große Trauer über mich.« Ständige Konflikte mit Autoritätspersonen, Vorgesetzten und Lehrern. Bereits ab dem 13. Lebensjahr sind sexuelle Zwangsgedanken erinnerlich, die sich später zu genitalen Blasphemien steigerten. Erinnert sich, die »Hl. Magdalena« gezeichnet von Felicien Rops gesehen zu haben. Auch gehörte Greuelschilderungen blieben frisch in ihrem Gedächtnis und störten sogar im Alltag als zwanghaftes Denken.

Seit 1966 Religionslehrerin, wobei sie den Beruf gewählt hatte, um mit Gott und der Welt ins reine zu kommen.

Der Zustand verschlimmerte sich jedoch, sie verfiel auch körperlich, wurde depressiv, mit Selbstbezichtigungen, anankastischen Vorstellungen von Teufelsbündnissen, die sie aber zu verdrängen suchte, Erleichterung wurde im Alkoholgenuß gefunden, wodurch sich dann weitere Komplikationen ergaben. Gallenblasenoperation 1972. Beginn der Behandlung 1977, anfangs in Intervallen von sechs bis neun Wochen zwischen den einzelnen Sitzungen. Schwierigkeiten mit der Öffnung. Gehemmt auch durch das Vorurteil, Psychotherapie störe nur das seelische Gleichgewicht. Bringt eines Tages ein Gedicht:

»Meine Unfähigkeit zu vergeben macht offenbar,
Daß die Wunde, die mir zugefügt ist,
nicht heilt. –
Wenn es mir gelingt,
meine verletzte Seele, mein beschädigtes Dasein
von Gott heilen zu lassen,
wenn ich dazu bereit bin,
steht auch der Weg zum Vergeben-Können offen.«

Ab diesem Zeitpunkt kommt sie in Abständen von zwei Wochen. Sie bringt Material in Form von einigen wenigen eigenen Zeichnungen, aber immer wieder Bilder, mit denen sie sich identifiziert, und in Form von insgesamt ca. 400 maschinengeschriebenen Blättern. Darin lösen sich nach und nach die depressiven Verkrampfungen. Die Haßausbrüche gegen sich selbst und Gott werden seltener. Während der Behandlungszeit von insgesamt 12 Jahren keine nen-

nenswerten Krankheiten oder akute Milieuprobleme. Seit fast zwei Jahren beschränkt sich der Kontakt auf Grußkarten und vereinzelte Telefonanrufe mit dem Hinweis: »Ich denke natürlich an die gehabten Probleme, sie behindern mich aber weder im Denken noch im Gemüt«. Die zeitweise überstarke Selbstausschaltungstendenz sei weitgehend abgeklungen. Nur manchmal findet sie, nicht am richtigen Platz zu sein, sieht aber keine Möglichkeit, 50jährig eine lebensgeschichtliche Änderung anzustreben.

K. 2: *Isolde*, geboren 1957, in kleinbürgerlichen Verhältnissen aufgewachsen als älteste Tochter eines Finanzbeamten, der sich aus einfachsten Verhältnissen hochgearbeitet hatte. Sein cholerisches Temperament ließ die ganze Familie erzittern. Niemand wagte gegen den »Haustyrannen« eine direkte Konfrontation, da er entweder mit Wut und Brutalität oder Selbstmordankündigungen reagierte.
Schulbesuch mit Abitur erfolgreich, wenngleich die Schülerbeschreibung vermerkte: »Sehr stilles Kind, sehr verschlossen, im Sprechen gehemmt.« Erinne-

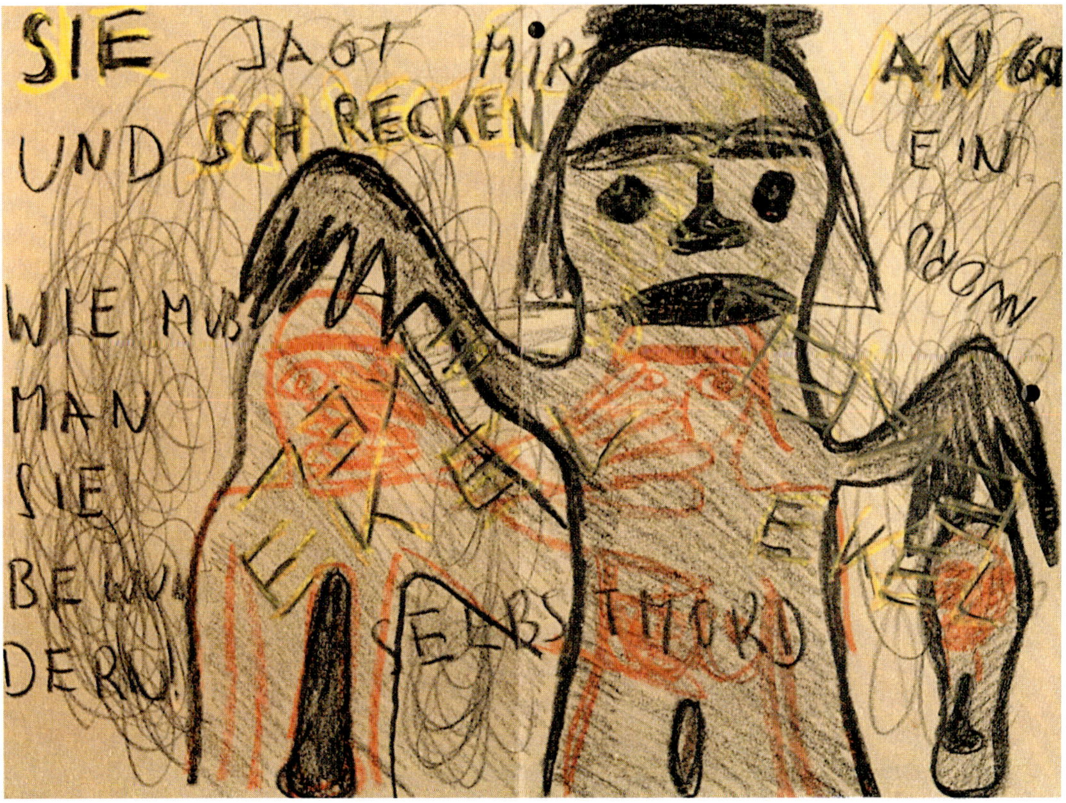

Abb. 28: »Sie jagen mir Angst und Schrecken ein. Wäre Selbstmord eine Lösung?« (Robert, K. 3).

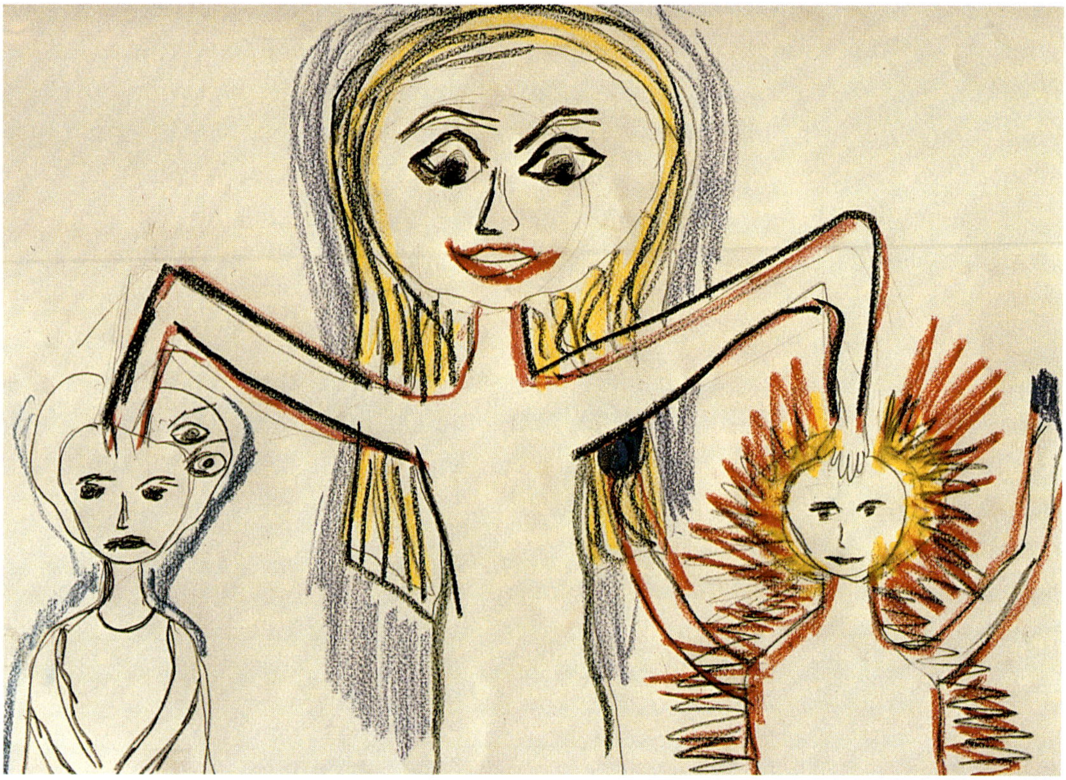

Abb. 28a: »Von meiner jüngeren Schwester fühle ich mich unterdrückt. An schlechten Tagen greift sie mir bis ins Hirn, wenn ich mich gut fühle, stemmt sie sich zumindest an mir höher.« (Isolde, K. 2).

rungen an sexuelle Spielereien mit anderen Kindern ab dem 4. Lebensjahr; in der Pubertät erste autoagressive Züge mit Setzen von Klammern an schmerzsensiblen Stellen, mit Vorliebe an den Mamillen.

Doppelte Buchführung entsteht: Im Beruf als Kindergärtnerin ist sie erfolgreich, wird auch von den Eltern geschätzt. In der Gemeinde als Caritashelferin voll integriert, im gemischten Chor und als Cellistin bei Hausmusikvereinigungen. Nach außen freundlich, aber scheu, ist sie innerlich voll Selbstzweifel, Angst und Depressivität. Fühlt sich unterdrückt von Gleichgestellten, unter anderem von ihrer angeblich attraktiveren Schwester, die sie bemuttert (Abb. 28a). Die *Ambivalenz* dominiert. Sie ist autoritätsgläubig und aufbegehrend, fürchtet Menschenansammlungen und Einsamkeit, ist lüstern und gehemmt zugleich. Diese Formulierungen stammen von ihr selbst.

Tagebuchaufzeichnungen seit dem 15. Lebensjahr. 1973: »Nein, nicht ich bin abnormal, ich lebe in einer abnormalen Umgebung.« 1981: »Ich hasse meine Feigheit, wieso schaffe ich es nicht, in den Tod zu gehen?« 1983: »Wie ich es hasse, mich älter werden zu sehen, ohne je gelebt zu haben.« 1984 Selbsttötungsversuch mit 900 mg Mianserin, mehrere Tage im Koma. Ausgelöst wurde diese

Abb. 29: »Märchenhafte Stimmung. Fühlte mich nachher sehr befreit. Die (vulvaartige) Pforte zum schönen Leben ist ebenso ein Teil von mir wie das blaue Tier, das wegläuft.« (Isolde, K. 2).

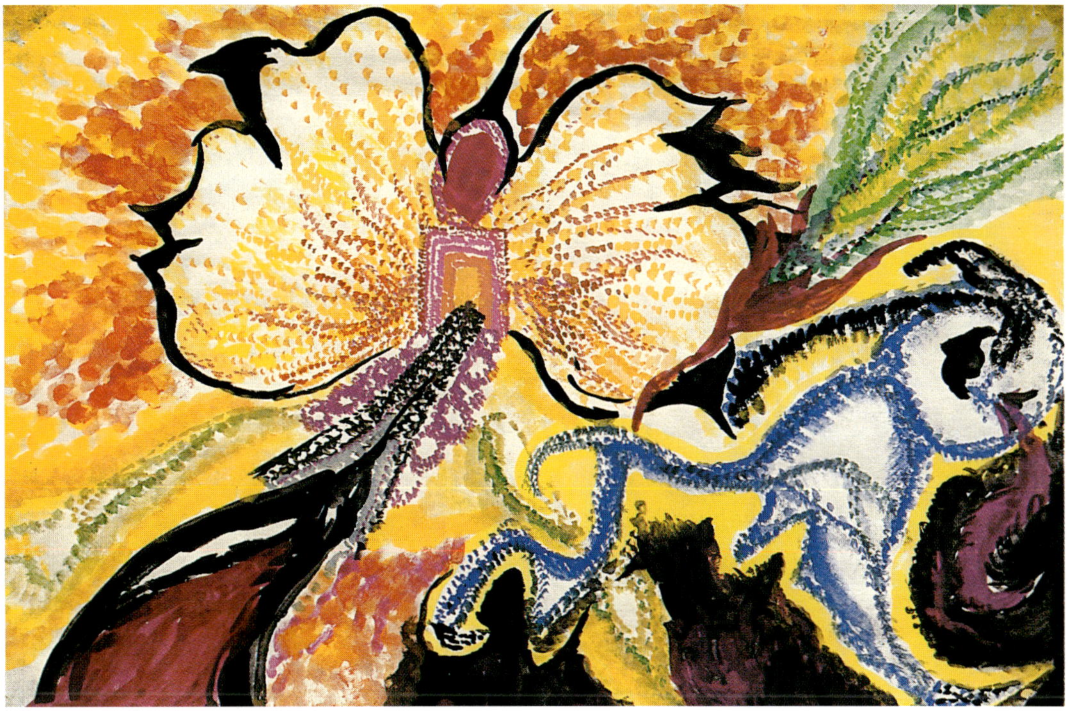

Autoaggression durch eine im übrigen ungerechtfertigte, später zurückgenommene Rüge von ihrem Vorgesetzten. 1985 psychosomatischer Zusammenbruch, Anorexia nervosa, Colitis mucosa.

In der mehrjährigen Kunsttherapie konnten einerseits die spezifische Gehemmtheit, eine Auswirkung des Über-Ich, gelockert und andererseits die Aggressivität über spontane Ausbrüche während der Malstunden kanalisiert werden (Abb. 29). Die zwanghaften Züge wurden immer mehr durch Spontanität durchbrochen, und bei dem ernsthaft betriebenen Musikstudium kam sie zu einem breiten und konzertanten Celloton, der ihr zuvor nicht gelingen wollte. Sie hatte virtuos, aber ohne Wärme gespielt. Von sich selbst schreibt die selbstkritische und belesene Klientin, einem Gedicht von Ulrich Schaffer folgend (69):

Ich staune, daß ich mich selbst
von Jahr zu Jahr besser kennenlerne
als wäre ich ein unerforschtes Land,
und begreife langsam,
daß i c h es bin.
Ich staune über die Veränderungen in meinem Leben.
Bin ich noch die, die ich war?
Ich lerne loszulassen und weiter zu werden,
das genaue Wissen abzugeben
und das Ahnen zu üben.

K. 3: *Robert*, geboren 1943, akademisch graduierter Bankfachmann. Wollte mit 12 Jahren auf der Flucht vor der ihm übermächtig erscheinenden Mutter in ein Kloster eintreten. Darüber berichtete er später: »Meine Mutter ist stolz auf ihre lebensbedrohende, lähmende Ausstrahlung, eine Frau voll Dämonie. Sie hat mich zum Wrack gemacht, nie war ich ihr fleißig und strebsam genug.« Obwohl in bürgerlichen Verhältnissen lebend, verheiratet seit seinem 30. Lebensjahr, und beruflich erfolgreich, nach außen wohlangepaßt, litt er furchtbar unter seinen zwanghaften Gedanken. Als er nach einer Auseinandersetzung mit den Schwiegereltern erstmals laut wurde, den Ehering demonstrativ in den Fluß warf und Selbstmorddrohungen ausstieß, wurde er von der Familie zur psychiatrischen Behandlung genötigt.

Er klagte über innere Unruhe, Grübelei und Angst sowie Selbstbeschuldigungen und Selbstmitleid. Im Thematic-Apperceptions-Test tauchen die Generationskonflikte, Unsicherheit und Insuffizienzgefühle auf und immer wieder die starke, genital fixierte Beziehung der Geschlechter zueinander.

Eine tragfähiges Einvernehmen konnte rasch hergestellt werden, im vollen Vertrauen, daß niemand davon erfährt, was ihn seit der Jugend plagt. Die kunsttherapeutischen Sitzungen fanden in den ersten Jahren in Abständen von ein bis zwei Wochen statt, er mußte dafür mit dem Auto jeweils 100 Kilometer zurücklegen. Auf Psychopharmaka konnte weitgehend verzichtet werden, abgesehen von anfänglicher Schlafsicherung. Gelegentlich niedrig dosierte Gaben von Atenolol, wenn ihn Extrasystolen und innere Unruhe belästigten.

Die Bilder wurden unaufgefordert vorgelegt und spiegeln die enormen psychischen Spannungen wider, mit denen er lebte, die ihn aber nicht hinderten, eine verantwortungsvolle und kreative Berufstätigkeit auszuüben. Neben den Bildern legte er auch handgeschriebene Texte über Einzelheiten seines Leidens an sich und der Umgebung bzw. an den Bezugspersonen vor. »Ich sage mir täglich am Morgen, wieder beginnt ein qualvoller Tag.«

Die zahlreichen Darstellungen mit Betonung der Geschlechtsmerkmale suggerieren, daß er selbst entweder impotent oder sonstwie sexuell gestört sei. In Wirklichkeit führt er ein normales Eheleben, dem eine Tochter und ein Sohn entstammen. Seine Gedanken kreisen immer wieder um Leben und Tod des Vaters und des mit diesem irgendwie verschmolzenen Vormundes. Diese Toten – vereint oft in einer Person – diktieren ihm seine Schuldgefühle, seine Unfähigkeit und Minderwertigkeit. Sie bedrohen sein Leben bzw. drohen ihm immer wieder die Kastration an (Abb. 30) und trachten nach seinem Leben.

Das pathologische Über-Ich wird so in den Bildern dargestellt, zugleich seine eigene Aggressivität. Auf einem Bild foltert er die Mutter mehrfach mit einer Axt, einer großen Zange und flüssigem Blei, das er in ihre Körperöffnungen

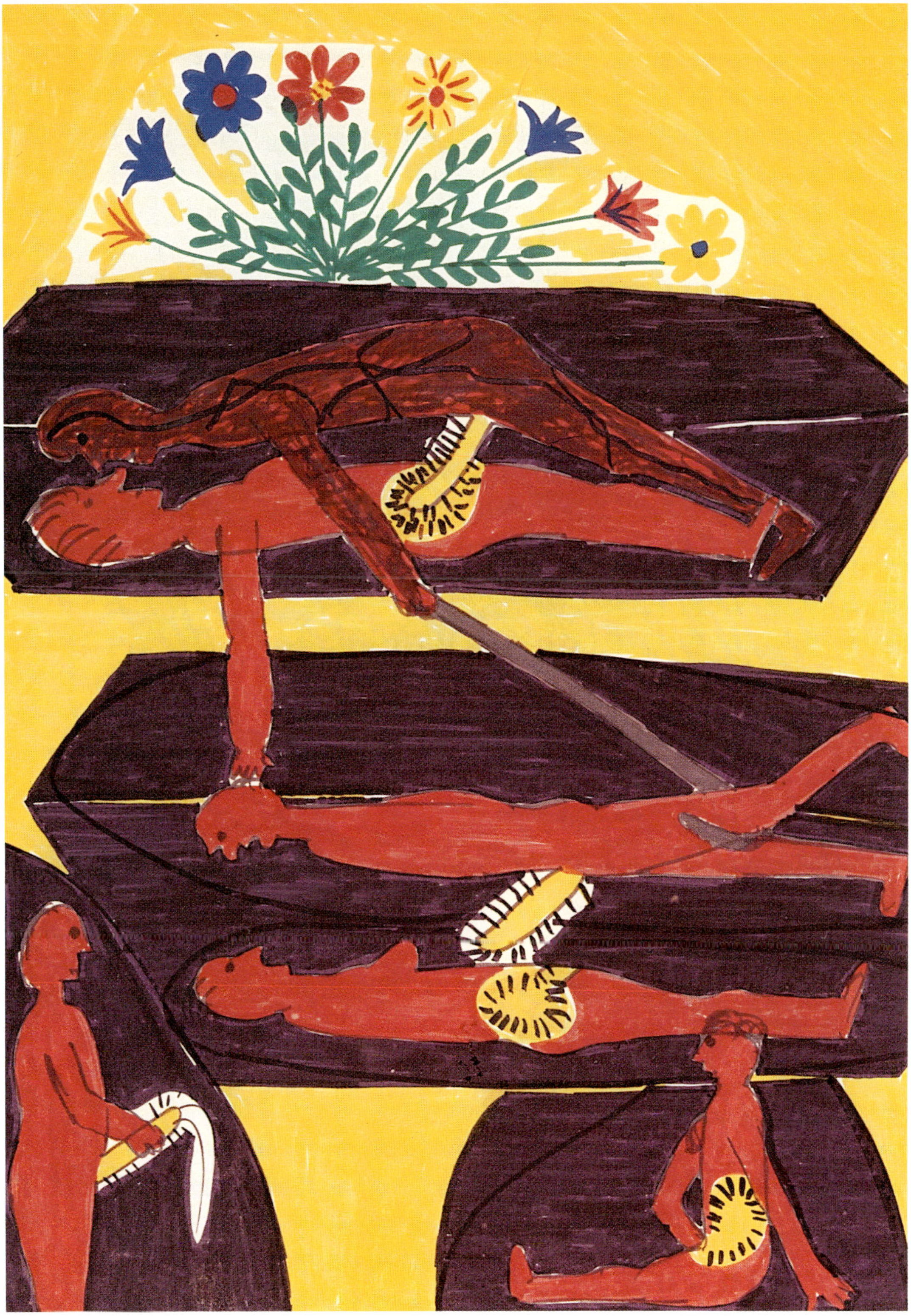

Abb. 30: »Selbst wenn ich tot bin, unterdrücken sie mich. Der Vater hindert mich mit dem Stock, die Mutter reißt mich bei den Haaren . . .« (Robert, K. 3).

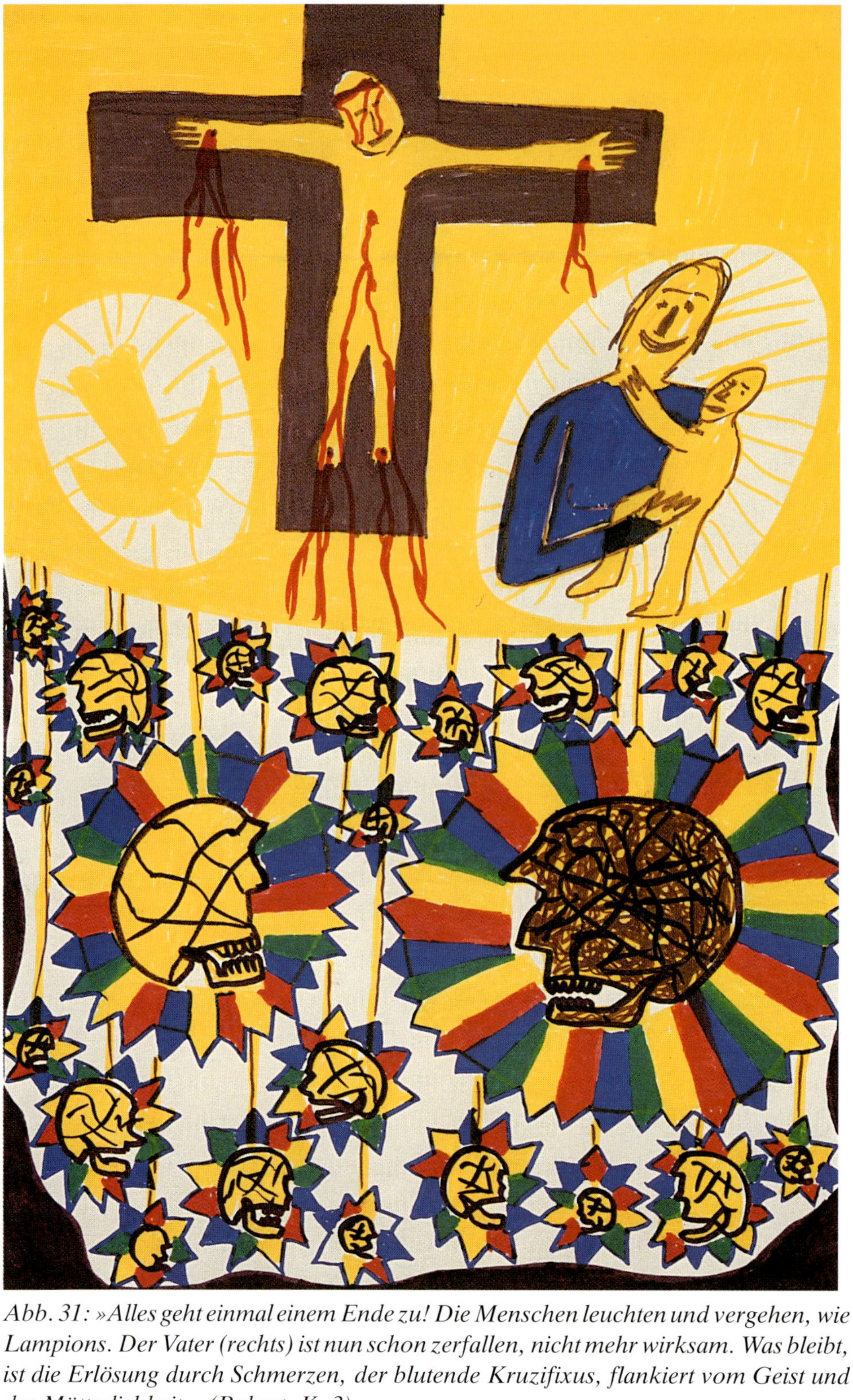

Abb. 31: »Alles geht einmal einem Ende zu! Die Menschen leuchten und vergehen, wie Lampions. Der Vater (rechts) ist nun schon zerfallen, nicht mehr wirksam. Was bleibt, ist die Erlösung durch Schmerzen, der blutende Kruzifixus, flankiert vom Geist und der Mütterlichkeit.« (Robert, K. 3).
Bemerkenswert ist, daß der Patient die dargestellten religiösen Symbole niemals mit exaltierten oder wahnverdächtigen Äußerungen kommentiert hat.

gießt. Die aquarellierte Zeichnung wirkt naiv, aber ausdrucksstark. Im übrigen wechselt der Stil stark zwischen dünnem Farbstiftstrich und breitem Pinsel mit Öl auf Karton. Je nach Ausdrucksbedürfnis wechselt er zurück zum Stil früherer Jahre. Zuletzt – die Sitzungen sind auf weniger als einmal monatlich zurückgegangen – zeigen sie stets Zeichen der Hoffnung, der Lebensfreude und gläubiger Zuordnung (Abb. 31). Parallel dazu ist die Stimmungslage ausgeglichen und der Alltag nicht mehr beeinträchtigt. Der Klient verhält sich seiner Familie, aber auch seiner Mutter gegenüber durchaus angepaßt, mit freundlich-wohlwollender Distanziertheit. Wie Reibungen am besten zu vermeiden sind, erlernte er von sich aus. Der Veröffentlichung seiner Lebensgeschichte stimmte er vorbehaltlos zu, hält sie für »vielleicht lehrreich für andere«.
Dieser Verlauf zeigt besonders deutlich, wie eine von beiden Seiten mit Geduld vollzogene Kunsttherapie über 16 Jahre hinweg zur Strukturierung der Ängste und Verzweiflung und zur Stärkung der Ich-Position gegenüber dem Über-Ich und dem Es führen konnte (Abb. 32, 33). Der von BADER (5) als Vorausset-

Abb. 32: Mann und Frau knieend: »Wir halten unsere Kinder dem göttlichen Licht entgegen; die blauen Weintrauben sind Zeichen der Verheißung und der Versöhnung.« (Robert, K. 3).

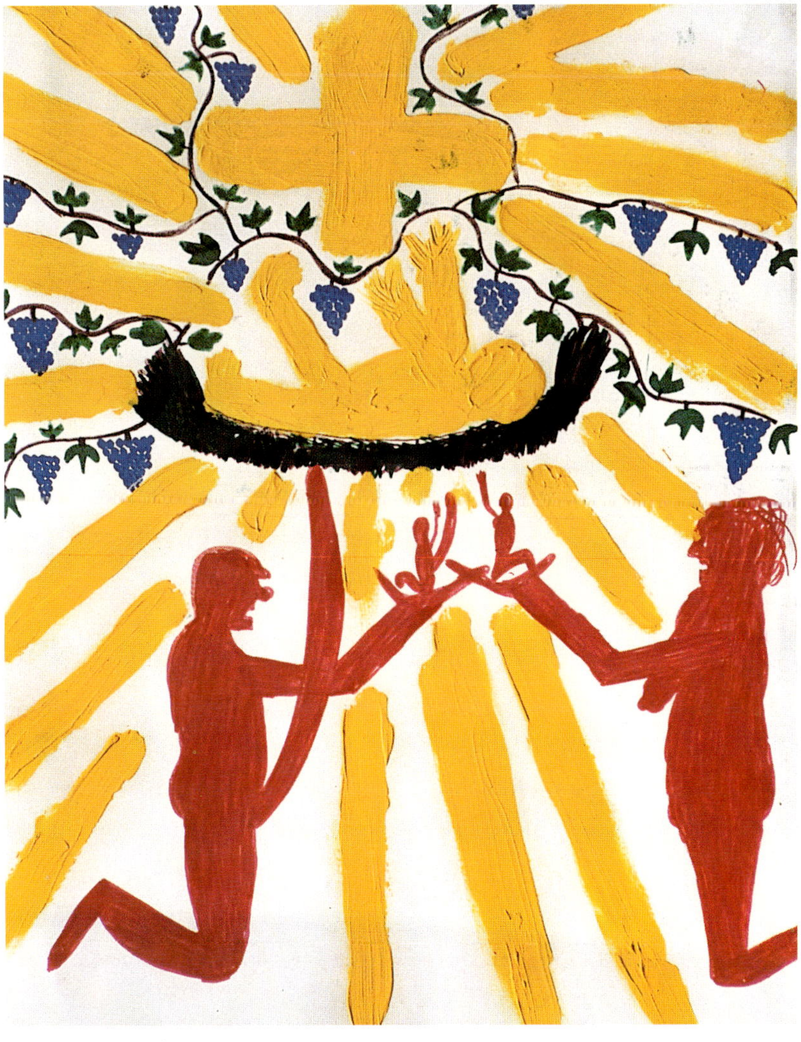

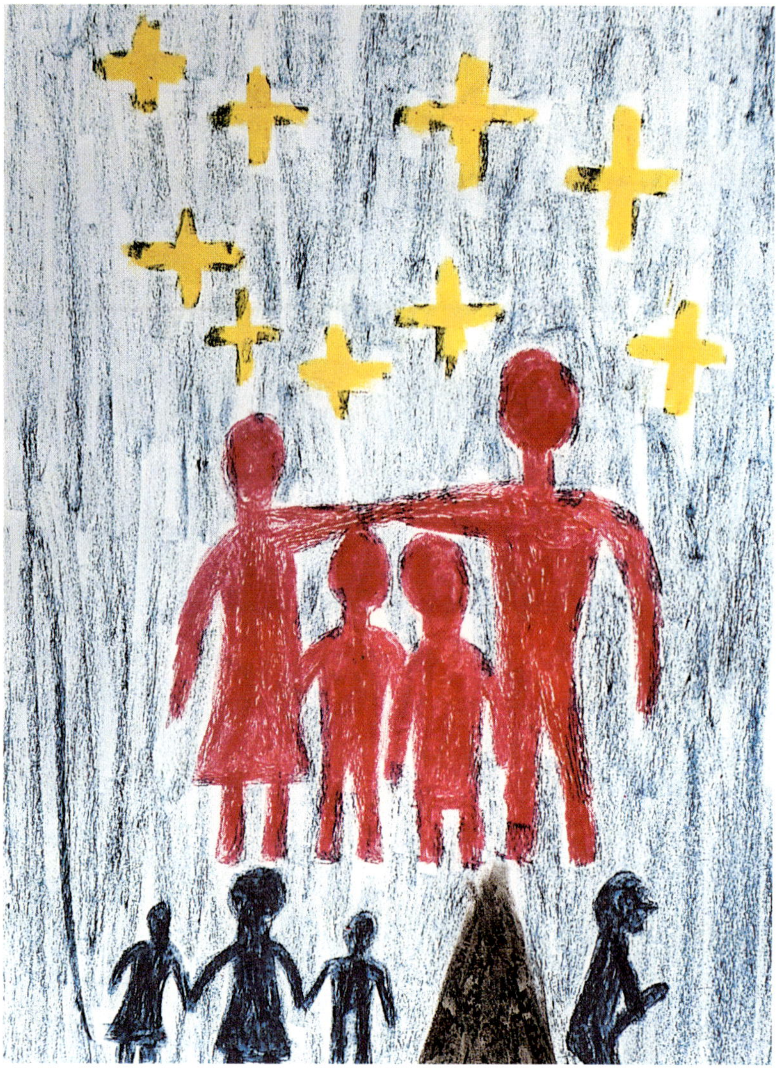

Abb. 33: Das Bild der harmonischen Familie. Der Patient akzeptiert diese Rolle nun gern, weiß aber um die Schatten und die latenten Gefahren (unten) (Robert, K. 3).

zung für einen Therapieerfolg zu Recht monierte *existentielle Leidensdruck* war in hohem Maß hinter einer angepaßten, eher farblosen Fassade vorhanden. Es kam nicht zum Ausleben der aggressiven und autoaggressiven Züge, die angesichts der Bilder zu erwarten waren. In all den Jahren war er nicht krank gemeldet und verlor auch nach der ersten Exazerbation nicht mehr die Nerven gegenüber seinen Bezugspersonen.

K. 4: *Ferdinand*, geboren 1961, jüngstes von sieben Kindern eines Landwirts. Leistungsbezogene Familie. Früher Tod der Mutter. Der Klient wurde wegen körperlicher *Schwächlichkeit* und schlechten Schulzeugnissen verspottet – auch vom Vater. Berufstätig als Schlosser, ohne Lehrabschlußprüfung. Mit Energie betrieb er Körpertraining und schaffte es auch, eine *athletische* Figur zu erreichen. Naive Selbstbestätigung in Ausdauersportarten. Er fuhr weite Strecken mit dem Fahrrad in Rekordzeiten, machte vor Zeugen 100 Liegestützen usw.

Abb. 34: Die häufig wiederkehrende idealisierende Darstellung. »Im Besitz göttlicher Kräfte sollte man sein.« (Ferdinand, K. 4).

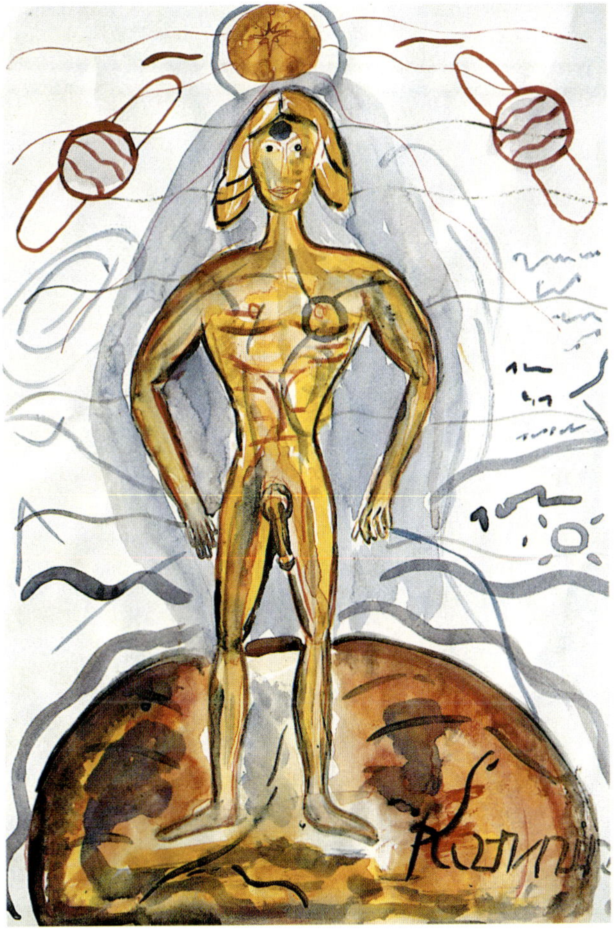

Im Umgang mit den Mitmenschen teils unsicher, teils zu Aggressivität neigend, mit der Körpersprache zum Ausdruck gebracht: »Hoppla, jetzt komme ich!« Häufige Angstzustände und Depressivität. Am Höhepunkt der Beziehungsstörungen zweimal wöchtlich therapeutische Kontakte. Der Klient malte in etwas mehr als vier Jahren 130 großformatige Bilder in Aquarell oder Pastellfarben. Immer kehrt die eigene Darstellung als Idealgestalt umgeben von kosmischen Symbolen (Abb. 34) wieder. Gelegentliche Todeswünsche, aber keine Tendenzen, dem nachzuhelfen. In den Landschaften finden sich häufig mehr oder weniger drohende Wolken, düstere Farbtöne. Er fühlt sich oft ausgenützt und überfordert, was zum Teil auch zutreffen dürfte.

Im Lauf der Jahre Abkehr von den gedeckten Farben, freundliche Landschaften mit roter Sonne, zunehmend breiter Pinselstrich. Ablösung vom gealterten Vater, befriedigende Partnerbeziehung zu einer Gleichaltrigen. Unverändert lediglich die sensible, leicht kränkbare psychische Konstitution. Die früher automatenhafte Reaktion auf wirkliche oder vermeintliche Unterdrückung am Arbeitsplatz und daheim durch den Vater ist einer bewußten Gelassenheit gewichen.

K. 5: *Anna*, geboren 1940, Älteste von drei Kindern. Der Vater »überstreng um der Ordnung willen«. In der Kindheit erlebte sie unmittelbar die Schrecken des Krieges und der Besatzungszeit, Bombenangriffe bei Tag und Nacht, Mord und Vergewaltigung im Nachbarhaus. Die Sorge um den ständig an Leib und Leben bedrohten Vater war gepaart mit dem Leiden unter seinem Jähzorn, er strafte geringste Vergehen und schlechte Schulnoten mit Schlägen.

Die Mutter wird beschrieben als »gefühlsarm, oberflächlich heiter, oft zynisch und ebenfalls hart strafend. In schrecklicher Erinnerung das Eingesperrtwerden in einen dunklen alten Keller. Von daher rührt meine noch heute bestehende wahnsinnge Angst vor Spinnen und Ratten«.

Abitur, dann angestellt im öffentlichen Dienst, zu Hause aber weiterhin in der Rolle des Aschenputtels. Mit 21 Jahren Heirat, »um aus dem Elternhaus wegzukommen«. Vorerst verblieb sie in der Rolle der Unterdrückungsgewohnten, was sie als freundlich und fügsam erscheinen ließ. Schon damals vermerkte sie: »Man hat mich in die innere Emigration getrieben in meiner ganzen Kindheit, da bleibe ich auch.« – Zu Konflikthaltungen kam es – sie war inzwischen 30 Jahre alt geworden, als die beiden Kinder in der Schule nicht ihren Vorstellungen entsprachen. Sie erlebte sich dabei selbst in einer Doppelrolle. Zudem fühlte sie sich von der älteren Verwandtschaft zu Recht oder zu Unrecht bevormundet und herausgefordert. Es kam zu einer monatelangen depressiven Verstimmung, bis sie erstmals zu einer Therapie bereit war. Vorangegangen waren mehrere Ankündigungen, sich umbringen zu wollen. Dramatisch war dann ein Versuch, sich mit einer Klinge die Pulsader zu öffnen, wobei die Kinder Zeugen waren. Bezeichnenderweise klang der Erregungszustand erst ab, als man den Vater der Klientin herbeirufen wollte.

Im Laufe der zehnjährigen Behandlung (1972-1982) bediente sie sich des Schreibens. Es liegen 663 Briefseiten in Maschinenschrift vor, die sie teils zornig leidenschaftlich, teils mit einer gewissen lustvollen Häme als Abrechnung mit sich und ihrer Umgebung ausführte.

Manche ihrer Wunden verursachten die Alten, die ihr sagten: »Du bist zu jung, um das zu verstehen«, und zugleich ihre Kinder: »Du bist zu alt, du verstehst das nicht mehr!« – Es dauerte lange, bis das von der eigenen Kindheit her deformierte Ich mit diesen plakativen Schlagworten zu leben lernte, ohne in Aggressivität zu verfallen. Sie entwickelte übrigens ein eigenes, bemerkenswertes Konzept für den Umgang mit den Eltern. Sie kannte und fürchtete die Schuldgefühle, die daraus entstehen, wenn die Eltern mehr verlangten, als sie zu geben imstande und bereit ist. Keine Generation habe für die Eltern mehr tun müssen, als im schlimmsten Fall sie zu versorgen, damit sie weder Hunger noch Kälte leiden. Die wenigen, die über 70 Jahre alt wurden, waren geehrt als Rari-

täten und wegen ihrer Lebensweisheit. Nie aber habe man sich den Kopf zerbrechen müssen, wie jene vor Langeweile zu bewahren seien. Das Gebot laute daher »Unterhalt ja, Unterhaltung nein!«
Sie versuchte, dabei ein gewisses literarisches Niveau zu halten und spielt noch heute mit dem Gedanken, ihren »Lebensroman« in geeigneter Form zu veröffentlichen. Sie würde sich dabei tatsächlich in guter Gesellschaft befinden, denn es sind im gleichen Zeitraum, etwa ab 1970, unzählige Werke mit autobiographischen Zügen entstanden, z. B. von Ingeborg Bachmann, Gisela Elsner, Elfriede Jelinek, Erika Jong und Brigitte Schwaiger. Die Schriftstellerinnen haben sich offensichtlich von ihren psychischen Traumen frei geschrieben.

K. 6: *Sebastian*, bei Behandlungsbeginn ein 36jähriger Büroangestellter, Ältester von vier unehelichen Kindern verschiedener Väter, wurde vom Gericht zur Behandlung überwiesen. Wiederholte kleinere Betrugsdelikte, Ladendiebstähle, Erregung öffentlichen Ärgernisses. Der Klient lehnt sogleich die Behandlung ab, ist aber bereit sich künstlerisch zu betätigen – sichtlich geschmeichelt über dieses Ansinnen.
Während der Therapie von 1972–1978 war er praktisch symptomfrei. In dieser Zeit produzierte er ca. 100 bemerkenswerte Bilder, teils mit Tusche auf Papier oder Pergament, teils mit Ölkreide auf Spanplatten oder Schachteldeckel.
Die Anklagen gegen seine Mutter, den unbekannten Vater und die Ortsobrigkeit wurden milder und verloren den obsessionellen Charakter. Die Selbstbestrafungstendenzen hörten auf, geblieben sind der dysthyme Charakter und die Unzufriedenheit mit seinem Schicksal. Den Lebenslauf habe er sich anders vorgestellt. Er habe aber mit mehr als 40 Jahren nicht die Kraft, nochmals zu beginnen, sich einer beruflichen Rehabilitation zu unterziehen, um Versäumtes nachzuholen.
Den gelegentlichen Kartengrüßen in den letzten Jahren ist zu entnehmen, daß sein Leben ohne Höhen oder Tiefen verläuft, aber es vor allem nicht mehr zu behördlichen Beanstandungen kommt.

K. 7: *Luise*, 50jährige Küchenhelferin, minderbegabt, aus primitiven Verhältnissen. Seit 1970 hier wegen depressiver Verstimmungen, Selbstunsicherheit, Ängstlichkeit und Selbstausschaltungstendenzen. Trotz massiver subjektiver Leidenszustände, gepaart mit Heimweh, häufigem Gekränktsein und dadurch ausgelöste innere Wut, kaum je krankgemeldet, keine Krankenhausaufenthalte. Die Kreativität der schriftlichen Zeugnisse (über 400 Briefe), die bis mehrmals wöchentlich bei mir deponiert wurden, ist erstaunlich und liegt hinsichtlich Sprachgefühl und Ausdruckskraft weit über dem »Arbeitsintellekt«. Genaue Beobachtung der Mitarbeiter sowie des Arbeitnehmermilieus (»Die Menschen sind machtgierig, lassen ihren Zorn am Schwächeren aus. Jeden Tag schimpfen sie, wie blöd ich bin und wie wenig ich leiste.«) – besonders häufig in den ersten Jahren. »Ich könnte sie alle umbringen, ach wenn mich doch jemand erschießen würde!«

Die Ich-Funktionen haben wesentlich gewonnen, die Klientin kleidet sich adrett, im Gegensatz zur früheren Selbst-Vernachlässigung. Sie reist auch gerne mit Reisegesellschaften. Dann und wann kommt eine Grußkarte aus Rom, Paris oder Lourdes. In den letzen Jahren ist sie symptomfrei geblieben.

Zu den neurotisch Depressiven in unserer Klientel zählen auch sieben verwundete Kurden, die kunsttherapeutisch behandelt wurden. Das Ergebnis wurde gemeinsam mit ZABUKOVNIK veröffentlicht. Diese jungen Männer waren im Befreiungskampf ihres Volkes gegen die Nachbarstaaten zu Invaliden geworden. Sie fanden in Österreich Aufnahme und medizinische Versorgung – zum Teil mit Gliedmaßenprothesen. Zurück in ihr Wohngebiet wollten und konnten sie nicht. So wurde ihnen hier eine berufliche Ausbildung angeboten. Anfangs waren sie sehr angetan von dieser Aussicht, entwickelten enormen Fleiß und zeigten gute intellektuelle Fähigkeiten. Das war nicht vorherzusehen, da sie nur einfache Hirten mit geringer Schulbildung waren. Sie erlernten die Umgangssprache rasch. Nach etwa zwei Monaten erlahmte der Eifer, die Bemühungen beim Lernen und zur Kooperation ließen stark nach. Sie waren halb integriert, von Heimweh geplagt, kritisierten offen die zivilisatorischen Regeln, denen sie in Mitteleuropa unterworfen waren, bemängelten jeden Leistungsdruck, auch in ihren Werkstätten.

Dabei äußerten sie freimütig, es wäre ihnen lieber, wieder in der Freiheit des Bürgerkrieges in ihrer Heimat zu sein, wo sie ihren Aggressionen freien Lauf lassen und schlagen, stechen und schießen könnten, wie sie es von Jugend an gewohnt seien. Ein Zurück war aber nicht möglich. Sie verschlossen sich, sprachen mit niemandem mehr, zeigten depressive Symptome, Gewichtsabnahme, Schlafstörungen und pseudodebile Züge.

Während der dreimonatigen Kunsttherapie, kehrten die früheren Fähigkeiten wieder. Die Bilder (in F. u. A. BRAUNER, 15) waren auffallend karg, zeichnerisch dem Niveau von Volksschülern entsprechend, anfangs überfüllt mit Szenen aus dem Krieg – Kanonen, Bomben, Brand und Totschlag – und änderten sich allmählich in Richtung einer religiösen Abstraktion und einer heilen Welt. Zu geringerem Teil wurden politische »Köpfe« mit teils beschimpfenden, teils lobpreisenden Texten dazu dargestellt. Die Aggressivität, die sich anfangs bedrohlich nach innen gerichtet hatte, reduzierte sich weitgehend zugunsten einer ausreichend sozialen Anpassung an die umgebenden Verhältnisse.

Gegensteuern!

Wenn also der Mensch, wie in diesen knappen Beispielen, die eigene Existenz als Problem empfindet, wenn die Selbstverständlichkeit in der Abfolge von Affekten, Denken und Handeln verlorenging, dann sind eben auch Emotionalität und Rationalität auseinander geraten, dissoziiert.
Die Kunsttherapie, erweitert um autobiographische Chronik, »Correspondence Art«, »Epistel Therapie«, vermittelt unter günstigen Umständen einige positive Teilfaktoren zur Seinsbewältigung:
Angstfreie Selbstbestätigung, mit Ich-nahen Fähigkeiten experimentierend. Der Zugang erfolgt auf den sinnlich-motorischen Ebenen des Einübens, Erkennens und Wiedererkennens, der Wiederholbarkeit. Damit werden Selbstwertgefühl, Urteilsfähigkeit und die notwendige emotionsreduzierte Selbstkritik geweckt und stabilisiert.
Weiter resultiert daraus das Erfassen von *Ordnung* und *Regel* im Umgang mit Werkstoffen und das Erlebnis der eigenen Grenzen. All dies geschieht im Rahmen eines weitgehend lustbetonten, weil ausagierenden Lernprozeßes.
Gerade der chronisch verstimmte, neurotische Mensch braucht diese *handelnde* Verwirklichung als Therapieform im Rahmen des Psychotherapiekonzeptes. Gegen die mangelnde Frustrationstoleranz und Dünnhäutigkeit setzt er eo ipso Gegenregulationen. Das sind dann oft Symptombildungen, u.a. schwierige Wesenszüge und die weiteres Unheil stiftende, vom neurotisch geschwächten Ich geschaffene »biographische Legende« mit den bekannten selbsterfüllenden Prophezeihungen und Fehlleistungen. Die biographische Autosuggestion lautet meist – genährt aus der frühen Persönlichkeitsentwicklung: »Du bist ein Versager, – bist dumm, ungeschickt, häßlich . . .« Was immer man tut und erlebt, wird dieses *Urteil* nur bestätigen. Dem gilt es entgegenzusteuern.
Die ehrliche Berücksichtigung der *konstitutionellen* Faktoren wird dem Therapieerfolg eher dienlich sein, als eine manchmal aus dunklen Quellen gespeiste Erfolgsgewißheit, ein »Symbolerklärungsoptimismus«, vor dem auch A. REITER warnt (67). Gemeint sind mit den individuellen Gegebenheiten auch Beschaffenheit und Funktionsfähigkeit des Ich überhaupt (49). Gewisse Strukturen bleiben bestehen. Die Psychotherapie kann den Menschen lehren, damit zu *leben* und das Beste daraus zu machen. Es gilt eine therapeutische Haltung und Atmosphäre anzubieten, die den Patienten trägt, ihn ermutigt und ihm das Gefühl seines unverwechselbaren Wertes gibt.

Fachwörterverzeichnis

Affektivität: Gefühlsleben, Emotionalität

Abwehrmechanismen: Unangenehme Trieb- und Gefühlsregungen werden dem Bewußtsein ferngehalten, um die Integrität des Ich zu schonen.

Ambivalenz: Gleichzeitigkeit gegensätzlicher Empfindungen und Neigungen. Oftmals Konfliktpotential bei Neurosen und Psychosen.

Anankasmus: zwanghaftes Denken und Empfinden

Ausdruckshader: Disharmonie im Erscheinungsbild einer Person, als Hinweis auf neurotische Faktoren diagnostisch nützlich.

Autismus: Verlust des Kontaktes mit der Wirklichkeit

Blasphemie: verletzende Gesinnung gegenüber etwas Heiligem, Gotteslästerung

Disposition: gegebene Anfälligkeit für bestimmte Verhaltensweisen

Dissimulation: Verheimlichung bestehender Leidenszustände

Elternimago: Vater und Mutter in der Vorstellung, teilweise unabhängig von den leiblichen Personen, als allmächtig phantasiert.

Emotion: Gemütsbewegung, eng verknüpft mit Instinkten und Unbewußtem, funktionell gekoppelt mit dem vegetativen Nervensystem.

Empathie: Einfühlungsvermögen in fremdpsychisches Geschehen und Empfinden

Endorphine: Vom Körper produzierte Peptide mit Opiatwirkung, u.a. wirksam auch beim künstlerischen Schaffensrausch.

Eustreß: Ein für den gesunden Organismus lebensnotwendiger positiver Streß im Gegensatz zum krankmachenden Dysstreß.

Evaluation: Bewertung einer Methode oder Therapie

Facies depressiva: Das Gesicht des chronisch Deprimierten, u.a. mit den Veraguthschen Falten an den Augen.

Gegenübertragung: Das Reagieren aus dem eigenen Erlebnisschatz des Therapeuten auf die Erwartungshaltung des anderen.

Halluzination: Sinnestäuschung ohne äußeren Anlaß, jedoch für wirklich gehalten.

Homöostase (Homoiostasis): Funktionelles Gleichgewicht, das zur Erhaltung des Daseins erforderlich ist. Auf die psychischen Bereiche übertragen: seelisches Gleichgewicht.

Hypoxie: Sauerstoffmangel, verursacht Schäden im Gehirn

Hysterie: psychogene, meist theatralisch-demonstrative Verhaltensweisen

Imago: Unbewußtes inneres Bild, das wir von anderen haben, es kann Wahrnehmungen und Erlebnisse beeinflussen.

Imbezillität: mittlerer Schwachsinnsgrad

Individuum: der Mensch als Einzelwesen

Initiationsriten: Sitten und Gebräuche beim Eintritt Jugendlicher in das Erwachsenenalter bei Naturvölkern.

Inzidenz: Erkrankungshäufigkeit

Katharsis: Geistig-seelische Reinigung durch Bewußtmachen, Nachvollziehen und Wiedererleben verborgener Affekterlebnisse im Sinne von Abreagieren.

Kognitiv: denkendes Erkennen betreffend

Konstitution: anlagebedingte körperliche und seelische Verfassung

Libido: psychische Energie, Voraussetzung und Regulativ der psychischen Vorgänge.

Multimorbidität: gleichzeitiges Bestehen mehrerer Erkrankungen

Narzißmus: Zuwendung zum eigenen Körper; positiv notwendig zur Entwicklung des Selbstgefühls, in pathologischer Ausprägung jedoch Labilität mit Größenideen und extremer Egozentrik.

Neurose: Intrapsychischer Konflikt aus der persönlichen Entwicklung. »Die Symptome sind Kompromißbildungen zwischen Wunsch und Abwehr.« (H. KRAFT)

Neurotransmitter: Reizübertragungsstoffe, verantwortlich für motorische und psychische Funktionen, untereinander in Regelkreisen verbunden, durch Psychopharmaka partiell steuerbar.

nulla dies sine linea: »Kein Tag ohne eine Zeile« (Wahlspruch des Plinius sen. 23-79 n.Chr.)

Objekt: Psychoanalytischer Ausdruck für Personen und Anteile außerhalb der eigenen.

Oligophrenie: Schwachsinn – 3 Stufen: Debilität, Imbezillität, Idiotie

Pathosformeln: archaische Verhaltensmuster zum Ausdruck von Gefühl und Vitalität

Physiognomisches Erleben: Erfassung von Gestaltungen und Inbesitznahme *vor* einer eigentlichen bewußten Unterscheidung

Psychodynamik: Reaktionsmöglichkeiten und Entwicklung der psychischen Persönlichkeitsanteile zueinander

Psychosen: Geistes- und Gemütskrankheiten

Reflexion: nachdenkliche Betrachtung, vergleichendes und prüfendes Denken

Regression: Zurückfallen auf frühere kindliche Stufen der Triebdynamik, von differenzierteren auf einfachere. »Maligne Regression« als Flucht aus der Verantwortung.

Schizophrenie: Psychische Erkrankung mit eigenartigen Störungen der Assoziationen, rationalen und emotionalen Verarbeitungen und daraus resultierenden Wahnvorstellungen, Trugwahrnehmungen etc.

Selbstheilungstendenzen: Schöpferische Versuche des Individuums zur Überwindung von Entfremdungsgefühlen. Drohendem Sinnverlust kann eine eigene Wertordnung, Kausalität und Bilderwelt entgegengesetzt werden.

Sublimierung: Umlenkung von Triebenergie auf höherwertige Ziele, z.B. künstlerische, intellektuelle und ideologische Werte.

Übertragung: Aktualisierung früherer idealisierender Vorstellungen, in der Psychotherapie häufig zu verzerrten Realitätseinschätzungen führend.

Literatur

1. ADLER, A.: Der Aggressionstrieb im Leben und in der Neurose. Fischer, Frankfurt/M. (1973)
2. ADAMSON, E.: Kunst als Heilungsprozeß. Junfermann, Paderborn (1984)
3. AMERY, J.: Hand an sich legen. Klett-Cotta, Stuttgart (1967)
4. BACHMANN, I.: Malina. Suhrkamp, Frankfurt/M. (1971)
5. BADER, A.: Existentielles Leiden im bildnerischen Ausdruck. Schweizer Archiv für Neur. u. Psychiatrie, 132 (1983), 55-75
6. BADER, A., L. NAVRATIL: Zwischen Wahn und Wirklichkeit. Bucher, Luzern (1976)
7. BATTEGAY, R.: Psychoanalytische Neurosenlehre. Huber, Bern (1971)
8. BENEDETTI, G.: Psychiatrische Aspekte des Schöpferischen. Vandenhoek & Ruprecht, Göttingen (1975)
9. BERNHARD, Th.: Der Keller. Eine Entziehung. dtv 680, München (1979)
10. BERNHARD, Th.: Ein Kind. Residenz-Verlag, Salzburg (1982)
11. BETTELHEIM, B.: Kinder brauchen Märchen. dtv 980, München (1980)
12. BINDER, H.: Der Begriff der Neurosen. Schweiz. Med. Wschr. 5 (1947)
13. BLEULER, E.: Das autistisch-undisziplinierte Denken in der Medizin. Springer-Verlag, Heidelberg, 5. Aufl. (1975)
14. BORNEMAN, E.: Die neue Eifersucht. Heyne, München (1986)
15. BRAUNER, A., F. BRAUNER: Le dessin de l'enfant dans la guerre. Expansion Scientifique Francaise. Paris (1991)
16. BURTON, R.: Anatomie der Melancholie. Artemis, Zürich (1988)
17. BUTOLLO, W.: Die Angst ist eine Kraft. Piper, München (1984)
18. CREMERIUS, J.: Vom Handwerk des Psychoanalytikers: Das Werkzeug der psychoanalytischen Technik. Bde. 1 und 2, Frommann-Holzboog, Stuttgart (1984)
19. DALLEY, T.: (Hrsg.) Kunst als Therapie. Daedalus, Rheda-Wiedenbrück (1986)
20. DEMETZ, P.: Rilkes Prager Jahre. Diederichs, Düsseldorf (1953)
21. DÖRNER, K., U. PLOG: Lehrbuch der Psychiatrie/Psychotherapie. Psychiatrie Verlag, Wunstorf (1978)
22. DREWERMANN, E.: Das Mädchen ohne Hände. Walter, Olten (1981)
23. EYSENCK, H.J.: Neurose ist heilbar. List, München (1978)
24. FEIGL, S., E. PABLÉ: Väter unser. Reflexionen von Töchtern und Söhnen. Verlag Österr. Staatsdruckerei, Wien (1988)
25. FERENCZY, S.: Bausteine zur Psychoanalyse. Huber, Bern (1964)
26. FREUD, A.: Wege und Irrwege in der Kinderentwicklung. Klett, Stuttgart (1968)
27. FREUD, S.: Studienausgabe, Bd. X, Fischer, Frankfurt/M. (1969)
28. FRANKL, V.: Theorie und Therapie der Neurosen. Reinhardt, München (1970)
29. FRANZKE, E.: Der Mensch und sein Gestaltungserleben. Huber, Bern (1977)
30. FRIEDRICH, M.: Zitiert in: AHNER, R.: Kinderpsychiatrie. Ärztewoche, Wien, II (1991)
31. GORSEN, P.: Kunst und Krankheit. Metamorphosen der ästhetischen Einbildungskraft. Europäische Verlagsanstalt, Frankfurt (1980)
32. GÖRRES, A.: Kennt die Psychologie den Menschen? Piper, München (1978)

33. GROH, K.: Correspondence-Art, Mail Art: eine Kunst für Alle. In: Kunst und Therapie. Lit Verlag, Münster, Vol. 4 (1988)
34. GÜNTER, M.: Gestaltungstherapie in der psychiatrischen Klinik. Eine historische Analyse der Entstehung von Malateliers. Psychiat. Praxis, 17 (1990) 163-171
35. HARTWIG, H., K.-H. MENZEN: Kunst-Therapie. Verlag Ästhetik und Kommunikation, Berlin (1984)
36. HESSE, H.: Gesammelte Werke. Bd.1, Edit. Suhrkamp, Frankfurt/M. (1970)
37. HEDRI, A.: Psychotherapie ohne Dogmatismus. Musterschmidt, Zürich (1976)
38. HUBER, G.: Lehrbuch der Psychiatrie. F. K. Schattauer, Stuttgart (1974)
39. IN DER BEECK, M.: Merkmale epileptischer Bildnerei. Huber, Bern (1988)
40. JAKAB, I. (Hrsg.): Psychiatry and Art. Karger, Basel (1968)
41. JAKAB, I. (Hrsg.): Transcultural Aspects of Psychiatric Art. Karger, Basel (1975)
42. JASPERS, K.: Allgemeine Psychopathologie. Springer-Verlag, Berlin (1913)
43. KLAESI, J.: Über Neurosenlehre und Psychotherapie. In: Handbuch der Inneren Medizin, Springer-Verlag, Berlin, Vol. 5/3 (1953)
44. KLAGES, L.: Ausdrucksbewegung und Gestaltungskraft. Barth, Leipzig (1923)
45. KRAMER, E.: Art Therapy in a Childrens Community. Ch. Thomas, Springfield (1958)
46. KRAUS, W.: Nihilismus heute. Zsolnay, Wien (1983)
47. LAVATER, J. K.: Physiologische Fragmente zur Förderung der Menschenliebe. Bde.
48. LIEBMANN, M.: Art Therapy in Practice. Jessica Kingsley Publ. London (1990)
49. MENTZOS, S.: Neurotische Konfliktverarbeitung. Fischer 42239, Frankfurt/M. (1984)
50. MITGUTSCH, W.A: Die Züchtigung. Claassen, Düsseldorf (1985)
51. MÜLLER-BRAUNSCHWEIG, H.: Psychopathologie und Kreativität. Psyche 7 (1974) 600-634
52. MÜLLER-THALHEIM, W.K.: Die Erkrankung des Vincent van Gogh unter neueren psychiatrischen Gesichtspunkten. Materia Medica XII, Nordmark, Ueter-sen (1959)
53. MÜLLER-THALHEIM, W.K.: Erotik und Dämonie im Werk Alfred Kubins. Nymphenburger, München (1970)
54. MÜLLER-THALHEIM, W.K.: Sexualsymbolik und Religion. Der Maler Ernst Reischenböck. Confin. psychiat., Karger, Basel (1972)
55. MÜLLER-THALHEIM, W. K.: Natura sanat. Kritische Bemerkungen zur Kunsttherapie in Japan. Bulletin of Art Therapy, Tokyo 15 (1984)
56. MÜLLER-THALHEIM, W. K.: Psychopathologie und kreative Entwicklung. Bildnerische Erziehung 3, Wien (1985)
57. MÜLLER-THALHEIM, W. K.: Das Phantastische in der Kunst und die Psychohygiene. Kellner, Wels (1990)
58. NAVRATIL, L.: Mutteridole eines Imbezillen. Sandoz, Basel (1969)
59. NAVRATIL, L.: Die Künstler aus Gugging. Medusa, Wien, Berlin (1983)
60. NESTROY, J.: Die Papiere des Teufels. Insel, Frankfurt/M. (1979)
61. OTTE, K., P. RAABE: Alfred Kubin. Leben – Werk – Wirkung. Rowohlt, Hamburg (1957)
62. PETERSEN, P.: Der Therapeut als Künstler. Junfermann, Paderborn (1989)

63. PETZOLD, H., I. ORTH (Hrsg.): Die neuen Kreativitätstherapien. Bde. 1 und 2, Junfermann, Paderborn (1990)

64. PÖLDINGER, W.: Depression heute. Organon, Oberschleißheim (1986)

65. PÖLDINGER, W.: Aktuelle Aspekte der Depressionsbehandlung. Huber, Bern (1983)

66. PRIEBE, S.: Der psychiatrische Notfall bei neurotischen Patienten. Psychiatr. Praxis 14 (1987) 115-150

67. REITER, A.: Psychoanalytischer Beitrag zur Gestaltungstherapie. In: KURZ, H.: Gestaltungstherapie Almanach 1986. Verlag Deutscher Arbeitskreis, Stuttgart (1988)

68. RINGEL, E.: Unbewußt – höchste Lust. Kremayr & Scheriau, Wien (1990)

69. SCHAFFER, U.: Ich staune. Groh, Wörthsee bei München (1987)

70. SCHEIDT, v. J.: Innenweltverschmutzung. Droemer Knaur, München (1973)

71. SCHURIAN, W.: Psychologie ästhetischer Wahrnehmung. Westdeutscher Verlag, Opladen (1986)

72. SPITZ, R.: Vom Säugling zum Kleinkind. Klett, Stuttgart (1967)

73. STOECKL, J.: Zit. aus (62)

74. THIES, J.: Bilder von Behinderten. Freie Kunstschule, Nürtingen (1987)

75. TOKUDA, Y.: Suizid und Kreativität bei Schriftstellern und bildenden Künstlern in Japan. In: W. MÜLLER-THALHEIM (Hrsg.): Suizidalität und Kunst. Todessehnsucht und Kreativität. DGPA, Wien (1985)

76. WASER, G.: Heilsames aus Gestaltungsräumen. Skizze zur Kunsttherapie. In: R. BUXBAUM et al.: Kunst von Außenseitern im Dialog. DuMont, Köln (1990)

77. WITTGENSTEIN, O.G.: Märchen, Träume, Schicksale. Kindler 2114, München (1973)

Verfasser:
Dr. Wolfgang Müller-Thalheim
Facharzt für Neurologie und Psychiatrie
Gross-Straße 8
A-4600 Wels